Unverkäufliches Leseexemplar

Gebunden, ca. € 14,00
Erstverkaufstag: 20. Februar 2003
Wir bitten Sie, Rezensionen nicht vor dem
Erstverkaufstag zu veröffentlichen.
Wir danken Ihnen für Ihr Verständnis.

Brigitte
Giraud

Das Leben entzwei

Roman

Aus dem Französischen
von Anne Braun

S. Fischer

Die Originalausgabe erschien 2001 unter dem Titel
›À présent‹ bei Éditions Stock, Paris

Satz: Pinkuin Satz und Datentechnik, Berlin
Druck und Bindung: Clausen & Bosse, Leck
Printed in Germany
ISBN 3-10-024420-6

Für Théo

»(…) und wenn man alles verloren glaubt,
kommt die Erinnerung an das verflüchtigte
Glück und man versteht mit einem Mal
die Bedeutung dessen, was nicht mehr ist.«
Frédéric-Yves Jeannet, *Charité*

»Der Rock 'n' Roll lügt nicht.
Er verspricht niemals
ein glückliches Ende.«
Lou Reed

Heute Abend ist Claude gestorben. Ich habe ihn geliebt.

Mein Leben endet und beginnt gleichzeitig. Um das Ereignis nicht direkt benennen zu müssen, sage ich *vorher* und *jetzt*. Vorher – das war wie ein Land, ein weites, blühendes Land, mein Kontinent. Vorher war alles hell, strahlend, leicht, selbstverständlich. Vorher war alles glatt und eben, aufregend bisweilen, wir glaubten uns unsterblich und waren zynisch. Wir waren am Leben. Der Tod anderer kümmerte uns nicht, wir sagten Worte wie *abtreten* oder *das Handtuch werfen*, wir waren Helden. Wir waren geistreich und unruhig.

Kleinigkeiten waren uns wichtig, wir waren oft unzufrieden, ungeduldig. Wir verlangten vom Leben, dass es perfekt war. Wir hatten – in aller Unschuld natürlich – unsere Kriterien. Wir setzten uns gekonnt in Szene, und mit uns unsere arrogante Überlegenheit. Wir spielten unsere Alltagsdramen, machten dem anderen Vorwürfe, wenn er vergessen hatte, Brot zu kaufen. Das war vorher gewesen, früher, eine andere Zeit und ein anderer Ort. Das waren *wir* gewesen.

Heute Abend ist Claude gestorben, und ich lebe. Er hat mich verlassen, aus Versehen. Und mich hat er zurückgelassen, mit meiner Sehnsucht, meinen Fragen.

Ich bin im Krankenhaus, in Begleitung von G. Die Dame am Empfang verlangt meinen Personalausweis und will die Nummer unserer Krankenversicherung wissen. Dann weist sie uns orangefarbene Plastikstühle zu. Ich sage »danke«. Ich tue alles, was man von mir verlangt. Wir sitzen schweigend da, unser Freund und ich. Rauchen dürfen wir nicht. Meine braunen Ledersandalen sind mir etwas zu groß, meine Füße rutschen darin hin und her. Es muss etwa einundzwanzig Uhr sein. Claude hatte einen Unfall mit dem Motorrad, er liegt im OP.

Zu diesem Zeitpunkt sind wir noch mitten in unserer Geschichte, noch kann ich *wir* sagen. Ich bin im Krankenhaus, noch ist nichts entschieden, alles ist offen. Ich überlege mir, wie blöd doch so ein Unfall ist. Drei Tage vor unserem Umzug, einfach zu dumm. Irgendwie will ich ihn anschnauzen, aber gleichzeitig auch trösten. Seine Schulter scheint verletzt zu sein. Ich stelle ihn mir mit Gipsarm und einem wütenden Gesichtsausdruck vor. Ich wage es nicht, mich aufzuregen. Ich seufze nicht. Ich gehe nicht nervös auf und ab. Nach außen wirke ich ruhig. Ich warte einfach ab, wie es weitergeht.

Es dauert noch Stunden. Die Nacht bricht herein. Wir fahren ein paar Mal zwischen zu Hause und dem Krankenhaus hin und her, man hat uns nicht erlaubt zu bleiben. Wir stören. Freundlich, aber mit Nachdruck werden wir vor die Tür gesetzt, ausgeschlossen. Im Auto rauchen wir. Seit über zwei Jahren habe ich nicht mehr geraucht, doch jetzt mache ich meinen ersten Zug. Er schmeckt scheußlich, aber ich muss etwas tun, ich kann nicht einfach so herumsitzen. Ich rauche neben G., der ebenfalls raucht. Ich finde dieses vergessen geglaubte Gefühl wieder, Rauch einziehen und ausstoßen; ich blase den Rauch durch das offene Wagenfenster nach draußen. Die Asche im richtigen Moment abschütteln, an der richtigen Stelle, weder zu hastig noch zu spät. Dann den Stummel mit einer gekonnten Handbewegung wegwerfen. Im Rhythmus der Zigarette leben, wenn der Rhythmus der äußeren Welt sich zurückgezogen hat. Durch Rauchen die Wartezeit überbrücken, jeder Sekunde einen Stempel aufdrücken. So allmählich finde ich, dass sich die Sache im OP etwas zu lange hinzieht. Der Unfall ist um halb fünf passiert, kurz vor Unterrichtsende. Jetzt ist es schon zehn Uhr abends. Irgendwas stimmt da nicht. Wir können nur Vermutungen anstellen, schweigend. Wir sagen nichts, schauen uns nicht an. Wir verbieten uns das Denken, stellen uns nichts vor. Wir fahren quer durch die Stadt, in den sanften Abend hinein. Wir haben kein Ziel. Deshalb erfinden wir eines: Wir fahren zu mir, dann ein anderes: zum Krankenhaus zurückfahren. Wir sagen uns, dass wir nach den zwei Fahrten wohl eine Information bekommen werden. Ich bin nicht wütend, weder auf Claude noch auf das Krankenhaus. Ich fühle nichts außer einer vagen Unruhe. Ein ungewohntes Gefühl. Mir ist bewusst, dass ich etwas Ungewöhnliches erlebe, etwas nie Dagewesenes. Seltene Augenblicke, über die man später sprechen wird. Man wird sogar darüber lachen, später, wenn alles vorbei ist. Danach lacht man über alles, man geht die Szene noch einmal durch, erzählt sie sich, übertreibt an manchen Stellen. Man erzählt von der Angst, die man ausgestanden hat. Man geht sogar so weit, alles zu verzerren. Man schmückt aus, fügt hinzu, man lügt. Ich freue mich auf dieses Vergnügen: darüber zu reden, wenn wir alle gemeinsam beim Abendessen sitzen. Es ist prickelnd, mit der Gefahr zu flirten, wenn man außerhalb ihrer Reichweite ist; man spielt mit dem Tod, nimmt ihn auf die leichte Schulter, macht Witze darüber. Wenn man ihm entkommen ist.

Dann kommt der Moment, in dem ich es weiß. Kurz vor Mitternacht. »Wir konnten nichts mehr tun.« Der Satz nur, der Schnitt zwischen *Vorher* und *Jetzt* … »Wir konnten nichts mehr tun.« Ende der Geschichte. So einfach ist das. Eben hat man noch gelebt, nun ist man tot. Eben war die Haut noch warm, jetzt wird sie kalt. Es gäbe noch viel zu sagen, aber es gibt nur noch Schweigen. Waren die Augen eben noch offen, so sind sie nun geschlossen. Ich sehe sie niemals wieder, seine dunklen Samtaugen. »Wir konnten nichts mehr tun.« Ich bleibe stumm. Merkwürdigerweise bin ich ganz ruhig. Was trennt das Leben vom Tod? Einen Moment davor war man noch alles, und dann plötzlich ist man nichts mehr. Nichts. Man hat keine Stimme mehr, man liebt nicht mehr, weiß nichts mehr. Weiß nicht mehr, dass man eine Frau hat und einen Sohn. Dass es Sommer ist und man in ein neues Haus umziehen wollte. Dass Monate von Arbeit vor einem liegen. Dass man auf seine Ferien verzichtet hat, um abzuschleifen, abzubeizen, Wände zu streichen. Eben noch steht man mitten im Leben, als sei es die normalste Sache der Welt, und auf einmal ist man tot, und kein

Mensch ist darauf eingestellt. Also beginnt man zu improvisieren. Aus Nichts macht man nichts. Du musst am Leben bleiben, denn du hast ein Kind, das wird mir sofort klar. Doch der Mensch, den du geliebt hast, ist plötzlich nur noch ein Körper, eine Leiche. Du hörst den Begriff fallen: die Leiche. Diese hat keinen Namen mehr, keine Konsistenz, keine Wünsche. Für sie wird sich nichts mehr ereignen, sie wird nach nichts mehr verlangen, nie mehr zu irgendetwas ihre Meinung sagen, nie mehr von ihrem Schmerz sprechen. Aus einem Mann ist eine unbewegliche, starre Hülle geworden. Für die nichts mehr eine Rolle spielt. Was macht man mit einem Körper, dem kein Leben mehr innewohnt? Nichts, man kann nichts damit machen. Man kann ihn nur noch in eine Ecke schieben, ihn den Blicken anderer entziehen. Mit dieser Tatsache muss man fertig werden.

Zwei Ärzte empfangen uns, G. und mich. Das Ganze dauert nur fünf Minuten. Wir sitzen in einem kleinen, düsteren Zimmer. Ich könnte Fragen stellen, mich nach Einzelheiten erkundigen. Doch ich begnüge mich damit, zuzuhören. Ich höre Worte wie Hämorrhagie, Herzstillstand, rechtsseitiger Trümmerbruch. Ich höre Trümmerbruch. Ich höre Reanimation. Die Worte prasseln auf mich herab, reißen mich mit sich fort wie eine mächtige Orkanwelle. Sie überzeugen mich davon, dass es so besser ist. Wegen der möglichen Folgen. Sie lassen den Schatten eines noch größeren Dramas über dem Raum schweben. Sie geben eine Vorstellung von *schlimmstenfalls*, eine Eskalation des Allerschlimmsten. Mir bleibt keine Wahl, es ist sicher besser so, da sie es beschlossen haben. Claude ist tot, und das ist besser so, das muss ich nun begreifen. Dann fragen sie mich, ob ich »ihn« sehen will. Diese Frage überrascht mich. Ich antworte mit Ja. Und erst da beginnt es wirklich. Es niederzuschreiben wäre völlig sinnlos, mir würde sowieso niemand glauben. Du stehst in einem großen Raum mit gekachelten Wänden. In der Mitte eine Liege mit Rollen. Du stehst vor einer großen Schutzhülle aus weißem Plastik mit Reißverschluss. Darin liegt der Mann, von dem du dich am Vortag verabschiedet hast, um kurz nach Paris zu fahren. Nur sein Kopf ragt heraus. Eine leichte Verletzung am linken Wangenknochen. Das kleine Pflaster wirkt irgendwie rührend. Das Gesicht ist auf dieser Seite deformiert. Sein Kopf ist leicht quadratisch, wie der der Figuren von Pierre La Police in *Les Inrockuptibles*, über die er sich jede Woche amüsierte. Du stehst da und betrachtest sein Gesicht. Du kannst ihm nicht sagen, dass du hier bist. Er hat nicht geahnt, dass du bald neben ihm stehen würdest, lebend, während er tot sein würde. Du weißt nicht, wie lange du bleiben sollst. Die ganze Nacht oder nur drei Minuten? Zum ersten Mal entgeht dir jeder Sinn. Es gibt keinen Sinn mehr. Bleiben oder gehen – völlig egal. Ab sofort musst du allein entscheiden. Du tust das, was man von dir erwartet. Und statt anzufangen zu brüllen, alles kurz und klein zu schlagen, auf die Ärzte loszugehen – die im Übrigen schon weg sind –, stehst du nur da und rührst dich nicht. Du sagst »danke«, du sagst »Entschuldigung«, du bist höflich und gut erzogen. Vor dir liegt der Mann, mit dem du zwanzig Jahre deines Lebens verbracht hast und der bei einem Motorradunfall ums Leben gekommen ist. Er liegt in einer Plastikhülle, seine Augen sind für immer geschlossen, und du sagst »danke« und »bitte«. Du hast keine

Fragen. Absolut keine. Dein Kopf ist leer. Völlig leer. Beinahe hättest du dich für die Unannehmlichkeiten entschuldigt. Unfassbar! Diese unterwürfige Höflichkeit, diese ständige Angst, unangenehm aufzufallen, zu stören. Immer dasselbe! Aus Angst, jemandem lästig zu sein, bist du so zurückhaltend, dass du nicht einmal weißt, um welche Uhrzeit er genau gestorben ist. Das ist dir entgangen. Es wird drei Monate dauern, bis du seine Todeszeit erfährst. Einmal wird man dir am Telefon sagen: »Ist das wirklich so wichtig?« Alles, worum du zu bitten wagst, ist eine Locke, und das auch noch mit leiser, verlegener Stimme. Aber das darfst du nicht selbst tun. Der Mitarbeiter des Krankenhauses, der von Anfang an mit im Raum war, erledigt es für dich, mit einem Rasiermesser. Es stört dich, dass er ein Rasiermesser benutzt, denn das hinterlässt eine Lücke an der Schläfe und erzeugt ein leises Ritschen, wie das Knabbern einer Maus. Und schon verbeißt du dich in Details. In die Logik des Todes. Nur die Details können dich noch am Leben halten. Du klammerst dich in jeder Sekunde an irgendein lächerliches Detail, weil das Grundlegende nicht mehr existiert. Ich strecke eine Hand aus, berühre ihn, die Wärme hat sich schon zurückgezogen. Die Linie seiner Lippen, sein Dreitagebart, die dichten Brauen. Du hältst die schwarze Haarsträhne umklammert, hebst den Kopf, suchst die Augen des Freundes, der dich begleitet hat. Danach gehen wir durch den Gang. Meine Sandalen machen *klack-klack* auf den Bodenfliesen, ein unpassendes Geräusch, das ich jedoch nicht verhindern kann. Ich bin noch in der Lage zu gehen, eine Treppe hinunterzugehen, ich halte mich am Handlauf fest.

Claude hat nicht auf mich gewartet. Kein Auf Wiedersehen. Er hat nicht auf mich gewartet, und das will mir einfach nicht in den Kopf. Er ist gestorben, als ich nicht da war. Dabei war ich doch nur kurz weg. Ich begreife es nicht. Ich begreife es nicht. Kein Wort, kein letztes Wort für mich, keine Geste, keine Umarmung. Ich erinnere mich an die üblichen drei Küsse zum Abschied, ehe ich nach Paris gefahren bin. Drei flüchtige Wangenküsse vor der Tür unseres neuen Hauses, dreimal Nichts, nur eine leichte Berührung unserer Wangen. Warum küsst man sich nicht jedes Mal, als wäre es das letzte Mal? Warum habe ich ihn nicht ganz fest an mich gedrückt? Da fahre ich nach Paris und er stirbt. Ist er deshalb gestorben?

Wir gehen an den Empfang, um die Sterbeurkunde abzuholen – wie das Gesetz es vorschreibt. Nicht, dass ich das gewusst hätte. G., der schon mit einem Todesfall zu tun hatte, weiß, was zu tun ist. Doch wir sollen am nächsten Tag wiederkommen. Klar, um elf Uhr abends fühlt sich niemand zuständig. Ich werde auf keinen Fall wiederkommen. Ich fahre doch nicht noch einmal durch die halbe Stadt! Ein Mann tritt aus dem Dunkel und reicht uns einen großen blauen Müllsack, an dem ein Etikett hängt: Claude S., 02.06.58. *Notoperation*. Claudes Sachen werden mir in einem Müllsack übergeben, zusammen mit einem braunen Umschlag, auf den von Hand notiert wurde: 1 Armband, 1 Schlüsselbund mit 2 Schlüsseln, 1 Visakarte der Banque de Savoie, 1 City Card der Stadt Lyon, 1 Essensgutschein, 1 schwarze Brieftasche, 1 Krankenkassenausweis, Fahrzeugpapiere, Führerschein, Personalausweis, Wählerausweis, zwei Francs und zehn Centimes. Das war's. Ich bin wie betäubt, merke nicht einmal, dass seine Uhr fehlt.

Es ist nach Mitternacht. Ich bin allein in der Wohnung. Der blaue Müllsack steht vor mir. Soll ich ihn aufmachen oder nicht? »Notoperation.« Ich ziehe an dem Faden und greife hinein. Ich ziehe seinen Lederblouson heraus, der der Länge nach aufgeschlitzt ist, seine beigen Jeans, im Schritt aufgeplatzt, sein Hemd mit einem winzigen Blutfleck, seine schwarzen Clarks-Schuhe. Ich hatte gar nicht gewusst, was er heute getragen hatte. Ich finde auch den Gürtel, den ich ihm geschenkt hatte und der ihm gar nicht gefiel. Es war das erste Mal, dass er ihn angezogen hatte. Ich bin im Badezimmer. Seine Sachen liegen auf dem schlecht geputzten Linoleumboden. Es riecht nach Leder. Ich stopfe die Sachen wieder in den Sack zurück. Ich weiß nicht, was ich mit dem Sack machen soll. Er braucht so viel Platz, ist so schwer. Ich gehe durch die Wohnung, um mich abzulenken. Ich gehe durch den Flur, bis zu unserem Schlafzimmer, doch ich bringe es nicht über mich, die Tür zu öffnen. Ich mache kehrt. Ich setze mich in die Küche, den vertrautesten Ort. Ich setze mich auf die Bank mit den vielen Kissen und schaue mich um. Ich suche nach Spuren. Spuren seines letzten Tages, ein Tag ohne mich. Ich suche ein Indiz, das mir verraten würde, warum er wie ein Wahnsinniger auf einem fremden Motorrad Gas gegeben hat. Ich betrachte das Geschirr auf dem Abtropfständer, mein Blick verweilt auf den Geschirrtüchern, die an ihrem Platz hängen, ich blättere die Post durch, die an einem Ende des Tisches liegt. Der Tisch ist sauber, abgewischt. Der Mülleimer wurde nicht geleert. Im Müll ist nichts, was meine Fragen beantworten könnte. Ich mache den Kühlschrank auf: ein Rest von Linsen mit Speck, ein paar Joghurts, Käse. Der Wandschrank ist aufgeräumt. Ich bleibe lange in der Küche. Ich mache das Fenster auf, und zum ersten Mal nehme ich die Rhône nicht wahr. Ich halte nicht nach dem Mond Ausschau. Ich atme die Luft des frühen Sommers ein, den süßen Duft von Lindenblüten. Im Wohnzimmer entdecke ich Kippen im Aschenbecher. Vier Zigaretten, die er vermutlich gestern Abend geraucht hat. Auf dem Plattenspieler finde ich eine Platte von Kat Onoma: *Cheval mouvement*, Text von Olivier Cadiot, Musik von Rodolphe Burger. Als ich die Hülle der Sonderausgabe öffne, stoße ich auf einen Text von Pierre Alféri, *Filmages*, den zu lesen ich mir noch nicht die Zeit genommen hatte und der, wie mir scheint, sein nächstes Buch *Familienkino* ankündigt. Warum haben wir uns nicht darüber unterhalten? Warum ist es nun zu spät? Sein Geschenk zum Vatertag steht auf dem Couchtisch: eine kleine Fleisch fressende Pflanze, deren Blütenblätter zuklappen, wenn man sie berührt. Auf dem Anrufbeantworter sind zwei Nachrichten. Eine von T. und eine von der Polizei. Ich lasse mich auf den braunen Ledersessel sinken, den wir vor über zehn Jahren auf dem Flohmarkt gekauft haben, und mache mich ganz klein. Ich will mich auflösen. Vom Sessel verschlungen werden. Einfach weg sein. Ich gehe in T.s Zimmer. Der Parkettfußboden knarrt. Ich schalte das Licht nicht an. Es ist warm hier. Das Zimmer ist nicht unordentlich, seine Spielsachen sind schon eingepackt. Hier gibt es nichts zu tun. Ich weiß nicht, was ich hier gesucht habe. Ich fliehe. Und schließlich traue ich mich, die Tür unseres Schlafzimmers zu öffnen.

Am Fuß des Betts liegt ein Buch, das Claude gerade zu Ende gelesen hat: *Psychotic reactions and Carburetor Dung* von Lester Bangs, einem amerikanischen Rockkritiker. Ich überfliege die Seiten über Lou Reed und lese: *Schnell leben, den Bösen spielen, alles hinpfuschen, jung sterben*. Auf dem Sessel liegt eine schmutzige Hose, auf der Fensterbank das Fernglas. Auf dem Kopfkissen entdecke ich ein paar seiner schwarzen Haare und rieche seinen Duft; ich drücke mein Gesicht hinein. Ich lösche das Licht und die erste Nacht beginnt.

Es kommt der Moment, wo ich die Füße wieder auf die Erde setzen muss. Weil es an der Tür klingelt. Es ist sieben Uhr morgens. G. kommt, der die ganze Nacht kein Auge zugemacht hat. Er macht uns Kaffee, nimmt die Sache in die Hand. Er ist auf den Beinen, er ist stark. Er ist unentbehrlich. Wir fahren zur Polizei. Zwei etwas verlegene Beamte geben uns erste Auskünfte. Sie schicken uns ins Revier des sechsten Arrondissements, wo sich der Unfall ereignet hat. Ich lasse mich von Anfang an nur mitschleppen. Ich steige ins Auto, steige wieder aus, setze einen Fuß vor den anderen, sage meinen Namen, ich sage »ja«, bestätige die Schreibweise, nicke oder schüttle den Kopf. Alle versuchen Rücksicht auf mich zu nehmen. Die beiden Beamten sind das beste Beispiel dafür. Sie führen mich zu einem Stuhl, nennen mich »Madame«, sagen »bitte«. Aber sie bieten mir nicht einmal ein Glas Wasser an.

Immer mehr Menschen versammeln sich in unserer Wohnung. Meine Eltern, mein Bruder, unsere Freunde, die schon Bescheid wissen. Das Telefon klingelt pausenlos. Dutzende von Malen wiederhole ich dieselben Worte und Sätze. Es ist mir ein Bedürfnis, immer und immer wieder zu sagen, dass er tot ist. Ich bin es, die die Freunde bittet, mich anzurufen und auch den anderen zu sagen, dass sie mich anrufen sollen, egal wann, ruft mich ruhig an. Ich kaue seinen Tod wieder, als müsse ich mich selbst erst davon überzeugen, und je öfter ich es wiederhole, desto mehr entferne ich mich, ich bin schon weit weg, ganz woanders. Das hier bin nicht mehr ich, es ist eine andere, die mich abgelöst hat, ich bin mit ihm zusammen verschwunden.

Der kleine Flur ist schnell überfüllt. Ich werde umarmt und gedrückt. Bald ist auch in der Küche kein Platz mehr. Alle sind verlegen, tun nichts, jeder ist unfähig, eine Entscheidung zu treffen, wir schweigen, aus Angst, etwas Ungeheuerliches zu sagen, jeder würde gern etwas Nützliches tun. Ich wüsste nicht, was man noch mehr für mich tun könnte. Alle sind hier, wir sind zusammen. Es ist eine Erfahrung, mit der wir gemeinsam umgehen lernen müssen. Jemand sagt, ich soll etwas essen, egal was. Ich tauche meinen Löffel in ein Schälchen Apfelkompott und spüre Blicke auf mir ruhen. Meine Mutter gibt mir *Spasmin*, ein pflanzliches Mittel, das müde machen soll. Es ist Mittwoch, T. ist den ganzen Tag unterwegs, ein Schulausflug an einen See. Um halb fünf muss ich ihn abholen. Mir bleiben noch zwei Stunden, ehe ich es ihm sagen muss. Ohne Anmeldung gehe ich zum Kinderarzt, um ihn um Rat zu fragen (wie bringt man einem Achtjährigen bei, dass sein Vater gestorben ist?). Eine Freundin von mir ist auf die Idee mit dem Kinderarzt gekommen. Ich selbst hätte gar nicht daran gedacht. Was der Arzt mir sagt, ist eindeutig: »Sagen Sie ihm die Wahrheit. In einfachen, verständlichen Worten.« Zum ersten Mal spricht der Kinderarzt von sich selbst. Er sagt mir, dass sein Vater ins KZ verschleppt wurde und dort gestorben ist, als er selbst zwei und sein Bruder so alt wie T. gewesen war. Er sagt mir – oder zumindest ist es das, was ich seinen Worten entnehme –, dass ein Kind trotzdem aufwachsen kann. Auch ohne Vater. Ich klammere mich an seine Worte. Ich sage mir, dass es möglich sein wird; es ist möglich, erwachsen zu werden, trotz allem. Auf dem Heimweg wiederhole ich diese Worte endlos und stumm vor mich hin. Ich gehe die Gehsteige entlang, und es gibt nichts als diese Worte. Es ist drückend heiß. Ich muss zur Schule, um T. abzuholen. Wir gehen Seite an Seite nach Hause, reden über alles Mögliche. Ich frage ihn, was er heute alles erlebt hat, wie das Fest gestern Abend war. Hat er bei seinem Freund gut geschlafen? Ich zögere es hinaus, blicke ihn immer wieder an, mustere ihn voller Sorge. Ich weiß, dass es das letzte Mal ist, dass ich dieses Kindergesicht so sorglos und angstfrei sehe. Er trägt Bermudas, Sandalen und hat einen kleinen Rucksack auf dem Rücken. Ein kleiner Junge wie alle anderen. Ich nehme seine Hand, wir gehen den steilen Weg zum Haus hinauf.

T. sitzt auf dem Sofa, ich kauere neben ihm. Ich habe es ihm gesagt, mit einem kurzen Satz. Meine Stimme war sanft, wie fast immer, wenn ich mit ihm rede. Er begreift sofort, was ich gesagt habe. Er akzeptiert es. Wir sind hier, meine Hände liegen auf seinen Knien, berühren seine Waden, greifen nach seinen Handgelenken. Meine Hände zerzausen seine zu langen Haare. Ich habe es ausgesprochen. Ich habe die brutalsten, grausamsten Worte gesagt, die es gibt, in einem Satz, in dem sowohl das Wort »Papa« als auch das Wort »tot« vorkamen. Aus meinem Mund ist dieser schreckliche Satz gekommen. Als es für T. an der Zeit ist, schlafen zu gehen, holt er Claudes großes indisches Seidentuch, wickelt sich darin ein und legt sich damit ins Bett. Meine Eltern bleiben über Nacht hier. Ich überlasse ihnen mein Zimmer und schlafe auf einer Matratze in T.s Zimmer. Ich nehme noch zwei Spasmin. Vorhang.

Erneut eine Dosis Spasmin am Morgen, ehe ich mich auf den Weg zum Revier im sechsten Arrondissement mache, das den Polizeibericht ausstellen wird. Ein Polizist empfängt uns – meinen Vater, meinen Bruder und mich. Er ist vermutlich psychologisch geschult, denn er benimmt sich mustergültig. Mein Vater und mein Bruder (das Motorrad hatte ihm gehört) stellen alle möglichen Fragen. Der Polizist zeigt uns eine von ihm angefertigte Skizze: die Fahrbahnen, der Unfallort, die Bremswege, die Namen der Straßen, die geraden und ungeraden Hausnummern. Boulevard des Belges, Ecke Rue Jacquier. Noch nie gehört, diesen Straßennamen. Ich habe nur noch diesen Namen im Kopf: Rue Jacquier. An der Ecke zur Rue Jacquier ist Claude gestürzt. Der Polizist erzählt von Feuerwehrleuten, die als Erste am Unfallort eintrafen. Er bittet höflich um meine Papiere und um eine Unterschrift. Er fertigt ein Protokoll an und bittet mich beim Vorlesen, alle zwei Zeilen ja zu sagen. Ich erkläre mich einverstanden, gezwungenermaßen, die Fakten enthüllen sich mir erst in dem Moment, in dem er sie ausspricht. Ich habe auf einmal Mühe, meine Augen offen zu halten, mein Kopf kippt immer wieder nach vorn. Der Polizist muss es bemerken. Da teilt er mir die – rätselhaften – Umstände des Unfalls mit, und ich schlafe um ein Haar auf seinem Schreibtisch ein. Ich sage nichts. Es kostet mich eine unsägliche Mühe, wach zu bleiben. Die näheren Einzelheiten entgehen mir, der Zusammenhang zwischen seinen Sätzen ebenfalls, das geht mir alles viel zu schnell. Mein Bruder redet, gestikuliert aufgeregt. Seine Stimme füllt den ganzen Raum. Er begreift nicht, wie es passieren konnte. Er stellt die Worte des Polizisten in Frage. Er schüttelt den Kopf. Etwas kann seiner Meinung nach nicht stimmen. Und ich versuche indessen krampfhaft, auf meinem Stuhl sitzen zu bleiben und nicht aus Versehen unter den Schreibtisch des Polizisten zu gleiten. Kein Mensch ahnt, welche Mühe mich das kostet. Der Integralhelm liegt da, wir bekommen ihn zurück. Der Polizist spricht von Zeugen, deren Aussagen allerdings noch nicht schriftlich vorliegen. Der Polizeibericht wird in etwa drei Monaten fertig sein und mir dann umgehend zugestellt werden. Ich sage ja, ja und nochmals ja.

Wenn ich richtig verstanden habe, hat Claude den Unfall allein verursacht, beim Anfahren an einer Ampel. Er hat zu stark beschleunigt, die Kontrolle über das Motorrad verloren, ist auf die gegenüberliegende Fahrbahn geschleudert und von einem entgegenkommenden Auto angefahren worden. Warum er die Kontrolle verloren hat, weiß man nicht. Später – sehr viel später – sollte ich erfahren, dass das Motorrad, das er an jenem Tag fuhr – eine Honda CBR 900 –, in Japan verboten wurde, weil es zu gefährlich war. Ausschließlich für den Export bestimmt.

Der Morgen ist vorbei. Ich erledige weitere Dinge, die zu erledigen sind. Alles besser als die Leere. Lieber ins Bestattungsinstitut als gar nichts tun. Ich weiß nicht mehr, was normal ist und was nicht, oder was real ist. Wann kommt der Moment, in dem man zusammenbricht? Findest du es etwa normal, in einem Kommissariat mit einem Polizisten über Bremsweg und Beschleunigung zu diskutieren? Findest du es normal, mit deinem Vater in einem Auto zu sitzen und mit dem Handy deines Bruders zu telefonieren, obwohl du gar nicht weißt, wen du anrufen willst und unfähig bist, das Telefon zu bedienen? Schließlich rufe ich meine Hausärztin an. Sie kann mich noch vor Mittag einschieben. Wir fahren schneller. Mein Zeitplan ist eng. Ich erzähle meiner Ärztin (zu der auch mein Mann ging) die ganze Geschichte noch einmal. Es ist das erste Mal, dass ich so eine sensationelle Geschichte zu erzählen habe. Es widert mich an, so etwas schildern zu müssen. Mein Mann ist tot, das verbreitet eine unglaubliche Kälte, gibt einem alle Entschuldigungen. Alle Blicke konzentrieren sich plötzlich auf mich, ich bin im Mittelpunkt eines unfassbaren Geschehens, im Auge des Zyklons. Ich will kein Mitleid und doch erdulde ich es. Ich verspüre auf einmal Abscheu vor dem Leben, welches das meine ist, ebenso wie vor der Linie in meiner linken Hand, die mittendrin abbricht. Ich verlasse die Arztpraxis mit tröstlichen Worten und einer Schachtel Lexomil. Ich bin in den Kreis der Tranquilizer-Konsumenten aufgenommen. Und Lexomil wirkt, das stimmt. Eine viertel Tablette am Abend vor dem Schlafengehen und du schläfst wie ein Stein, sei es auch nur für ein paar Stunden. Das habe ich nie begriffen: Claude ist tot und ich schlafe! Ich wünsche mir, jemand könnte mir diese Absurdität erklären, diese Lüge, die der Schlaf darstellt. Erneute Eile. Am Nachmittag muss ich im Bestattungsinstitut sein.

Im Wagen von G. (der sich ein paar Tage frei genommen hat) durchqueren wir die Stadt und fahren in die Avenue Berthelot. Wir rauchen, bei offenen Fenstern. Wir warten in einem Saal mit mehreren Schaltern. Danach müssen wir Fragen beantworten, so natürlich wie möglich. Ein Beispiel: »Wünschen Sie kosmetische Maßnahmen?« Um mir die Entscheidung zu erleichtern, nennt mir der Angestellte den Preis: ungefähr tausend Francs. Mein Gehirn ist blockiert. Kosmetische Maßnahmen? Ich weiß nicht. Wozu soll das gut sein? Gleichzeitig will ich aber auch nicht völlig dämlich dastehen. »Damit das Gesicht ansprechender wirkt«, präzisiert der Angestellte, als wäre ich der letzte Schwachkopf. Damit er ein bisschen weniger tot aussieht, das ist es. Zuerst sage ich nein, dann sage ich ja und schließlich: »Wie Sie möchten.« Bis zum letzten Augenblick, und selbst noch darüber hinaus, ist der schöne Schein das Wichtigste. Also sage ich nein, keine kosmetischen Maßnahmen. Doch dann muss ich an T. denken und sage ja. Da ich mich nicht entscheiden kann, wende ich mich an meinen Freund. Er wird wissen, was ich nicht weiß. Warum sitzen alle anderen, die normalen Menschen, denen so etwas nie zustößt, um diese Zeit im Büro, warum freuen sich andere gerade auf ihre Ferien, während ich hier im Bestattungsinstitut eingesperrt bin? Es scheint noch eine Ewigkeit zu dauern, bis ich wieder in die Freiheit entlassen werde, mein Fall wird etwas kompliziert. Denn ich will mir nicht irgendein Grab auf irgendeinem Friedhof andrehen lassen. Mit einem Mal weiß ich, was ich will. Doch dummerweise entspricht es nicht dem, was *sie* wollen. Ich werde es nicht zulassen, dass Claude irgendwo weit weg beigesetzt wird, an einem Ort, zu dem weder er noch ich irgendeinen Bezug haben. Ich ziehe den Friedhof in der Nähe unseres Hauses vor (erstaunlicherweise hat man selbst in einer solchen Situation noch Präferenzen), in der Nähe des Markts, des Gartencenters, der Cafés – kurzum, dort, wo unser Leben stattfand. Doch das ist nicht möglich. Verboten. Njet, ausgeschlossen. Ausschlaggebend ist allein der gemeldete Wohnsitz. Es geht um die von der Stadtverwaltung vorgenommene Einteilung in Bezirke, um eine Postleitzahl. So will es das Gesetz. So steht es geschrieben. Es muss gewisse Vorschriften geben, sonst bräche eine Anarchie aus, jeder würde machen, was er wollte. Doch ich beharre auf meinem Standpunkt. Ohne es beabsichtigt zu haben, habe ich endlich einen Standpunkt gefunden, einen Punkt des persönlichen Widerstands. Mein Wunsch löst Verwirrung aus. Man muss die hierarchische Leiter hinaufklettern, die Chefs behelligen, und das nur, weil irgendeine blöde Ziege sich nicht mit der zugewiesenen Grabstätte zufrieden geben will. Ein Grab für dreißig Jahre (zwei Quadratmeter Erde) kostet 7680 Francs, Steuern und Gebühren eingeschlossen. Moment mal, ich tätige einen bedeutenden Kauf und kann mir keine Fehler leisten. Es ist kurz nach siebzehn Uhr. Die Angestellten des Bestattungsinstituts wollen nach Hause gehen. Wir müssen morgen wiederkommen. Die Grabstätte wird zu meinem Kampfobjekt, es ist die einzige Schlacht, die ich noch schlagen kann. Ein Detail, ein weiteres. Doch wenn einem nichts anderes mehr bleibt, darf man sich ruhig ins Lächerliche flüchten.

Nun ist es schon drei Tage her, dass Claude gestorben ist. Die Nacht ist zu Ende. Ich setze meine Füße auf den Boden. T. geht zur Schule, am heutigen Abend findet das große Schulfest statt. Ich will weitermachen mit dem, was wir begonnen haben. Wenn man mitten auf dem Weg stehen bleibt, dann ist alles aus. Man muss weitergehen, auch wenn man nicht weiß in welche Richtung. Immer in Bewegung bleiben. Nur nicht stehen bleiben, auf keinen Fall, sonst ist man geliefert. Das nennt man Überlebensinstinkt. Mit einem Schlag erwacht er in einem, dieser Überlebensinstinkt. Ja, das muss es sein. Er nimmt sich deiner an, er ist es, der dich am Sterben hindert. Er handelt im Verborgenen, du hast ihn um nichts gebeten. Das geht automatisch. Und dennoch gibt es keinen Grund mehr, morgens aufzustehen. Du tust es trotzdem, reihst die Minuten aneinander, besessen von dem Willen, bis zum Abend durchzuhalten. Und am Abend der eiserne Wille, bis zum Morgen zu kommen. Du bist nichts anderes mehr als eine von Aktion beherrschte Zeiteinheit.

Das Schulfest beginnt um achtzehn Uhr. Wir sind da, meine Eltern, T. und ich. Ich habe das Gefühl, etwas Unerhörtes zu tun. Claude ist tot und wir sind hier auf dem Schulhof, sitzen auf einer Bank und warten auf den Beginn der Vorführungen. Ich hatte mich dieses Jahr als Freiwillige für den Getränkestand gemeldet, doch jemand war so nett, für mich einzuspringen. Ich rühre mich nicht von der Bank, versuche, ganz normal dazusitzen. Ich sehe viele bekannte Gesichter und nicke dann leicht mit dem Kopf. Jedes Mal frage ich mich, ob der oder die Betreffende es weiß. Der Rektor hat einen Zettel am Schulportal aufhängen lassen, auf dem steht, dass T.s Vater gestorben ist. Ich erinnere mich an das Wort »Trauer«, mit der Schreibmaschine geschrieben. »Mit großer Trauer erfuhren wir …« Ich dürfte nicht hier sein, bin aber dennoch hier. Ich dürfte nirgends sein, aber irgendwo muss ich doch sein. Ich bin hier, weil es undenkbar wäre, dem Schulfest fernzubleiben. Kein Elternteil würde sich vor heute Abend drücken. Mit seinen Mitschülern zusammen hat T. ein Tanzstück eingeübt. Er war in den vergangenen Tagen nicht in der Schule und hat die letzten Proben verpasst. Trotzdem will er nicht verzichten, nimmt seinen Platz in der Gruppe ein. Aber es klappt nicht. T. kommt aus dem Takt. Er ist daneben, außerhalb der Gruppe. Verzweifelt blickt er auf seine Lehrerin, die die Schritte andeutet, verharrt reglos, macht einen letzten Versuch und läuft schließlich von der Bühne. Mir fehlen die Worte, die Gesten, die seiner Wut entsprochen hätten. Gemeinsam mit ihm muss ich lernen, mit der Erfahrung des Scheiterns und dem Unterschied Vorher – Jetzt umgehen zu lernen.

Erneutes Intermezzo im Bestattungsinstitut. Wir steigen wieder ins Auto, G. und ich, durchqueren die Stadt mit ihren vielen Baustellen, bekommen kaum Luft. Ja, ich bin die Betreffende, die sich gegen den zugewiesenen Platz wehrt. Man schickt mir eine Angestellte, die genaue Anweisungen erhalten hat. Sie ist charmant, kompetent, aber unnachgiebig. Eine verzwickte Situation, wir werden gezwungen sein zu mauscheln, »es sei denn, wir lassen es darauf ankommen, einen der Stadträte direkt zu kontaktieren«. Also mauscheln wir. Anschließend muss ein Sarg ausgesucht werden. Wir werden in einen Raum geführt, in dem halb offene Särge aufrecht an die Wand gestellt sind. Ich bleibe unter der Tür stehen, fühle mich außer Stande, eine Entscheidung zu treffen. Ich habe weder Ansprüche noch Präferenzen. Das Einzige, was mich schockiert, ist das auf den Deckel geschraubte Kruzifix, ein absolut scheußliches, versilbertes Kreuz. Kein Kruzifix. Die Griffe müssen wir selbstverständlich dranlassen, auch sie versilbert, scheußlich und im Rosetten-Stil. Nachdem ich schließlich einen Sarg ausgewählt habe, gehen wir zurück ins Büro. Der Kostenvoranschlag gleitet aus dem Drucker. An alles wurde gedacht: Leichenzug, Zeremonienmeister, eine zwei Meter tiefe Grube, Polster und Kissen aus weißem Taft mit gekräuselten Spitzen, ein Posten von zehn versilberten Schutzkappen, die die Schrauben verbergen … Ebenfalls schon berücksichtigt sind: polizeiliche Verwaltungsgebühren, Bestattungsgebühr, Transportkosten. Ob wir noch weitere Fragen haben? Nein, keine weiteren Fragen.

Auf dem Anrufbeantworter treffen immer mehr Nachrichten ein. Systematisch rufe ich zurück; ich bin unfähig, es nicht zu tun. Die Stimmen, die an mein Ohr dringen, sind mein Rettungsanker, von Minute zu Minute. Mir fehlt jegliche Urteilsfähigkeit. Es gelingt mir nicht, die Stimmen zu erkennen, die gehofft hatten, nur auf den Anrufbeantworter zu stoßen. Ich notiere alle Anrufe in meinem Notizheft. Den Namen, die Telefonnummer (die ich manchmal erst nachschlagen muss). Ich beantworte die Anrufe, klammere mich daran fest, was manchmal zu völlig unangebrachten Gesprächen führt. Es kommt vor, dass am anderen Ende der Leitung Personen sind, die ich noch nie getroffen habe, die eine – meist berufliche – Beziehung zu Claude hatten. Ich sage, dass Claude mir von ihnen erzählt hat, dass er sie schätzte, mochte … Ich versuche, ehrlich zu sein. Die Gespräche sind kurz, fast mechanisch. Meist ist man überrascht, dass ich anrufe, etwas verlegen. Ein kurzes Schreiben hätte doch gereicht. Die Stimme am anderen Ende der Leitung ist manchmal nichts als eine Stimme – ohne Gesicht, ohne Hintergrund. Fast immer ist die Stimme sehr ernst, den Umständen angemessen, während meine Stimme absolut nicht den richtigen Ton trifft, ich spüre es deutlich. Meine Stimme scheint sich außerhalb von mir zu befinden, bahnt sich ohne Umwege ihren Weg, spricht Fakten aus, bringt die Betroffenheit und die Brutalität des Geschehenen zum Ausdruck, ohne zu jammern. Meine Stimme kontrolliert, was ich nicht mehr kontrolliere, sie klingt heiter, vernünftig, will keine Besorgnis erwecken. Ich hasse sie.

Es kommt auch vor, dass ich absichtlich eine Nachricht auf einem Anrufbeantworter hinterlasse. Ich rufe zu einer Uhrzeit an, wenn ich genau weiß, dass niemand zu Hause ist. Ich mache es ganz bewusst und höre mich wunderliche Sätze sagen. Statt zu sagen, dass er tot ist, sage ich: »Er hat nicht überlebt« oder »Er ist nicht durchgekommen.« Tot ist ein Wort, das ich nicht auf einen Anrufbeantworter sprechen will. Häufig höre ich mich am Ende einer solchen Nachricht »Tja, das war's« sagen. Wie ein Schlusspunkt, der letzte Ankerpunkt eines ganzen Lebens. Handy-Nummern rufe ich nicht an. Ich brauche einen Fixpunkt, etwas Dauerhaftes.

Das Telefon steht auf dem Fußboden im Wohnzimmer, das wegen des Umzugs leer geräumt ist, und mein Notizbuch und ein Kugelschreiber liegen da. Die Bücher und Schallplatten sind schon in Kartons verstaut. Nur der große Spiegel lehnt noch an der Wand. Der Couchtisch und die Fleisch fressende Pflanze darauf sowie der Ficus, den M.-H. mir geschenkt hat, haben schon den Standort gewechselt: Sie wurden in Richtung Haustür vorgerückt.

Jeder fragt mich, wann die Beerdigung ist. Ich habe keine Ahnung. Jeder will die nötigen Vorkehrungen treffen, zum Beispiel einen halben Tag Urlaub einreichen. Es tut mir Leid, aber ich weiß nichts. Es hängt von der Autopsie ab. Noch ein Wort, an das man sich erst gewöhnen muss: Autopsie. Da es ein gewaltsamer Tod war. Ich muss mir überlegen, wie die Trauerfeierlichkeiten ablaufen sollen, muss dafür Sorge tragen, dass es kein grotesker Moment, keine Absurdität wird. Mir ist nicht nach Kirche, nach einer Messe, nach den tröstenden Worten eines Pfarrers. Aber das wird wohl unumgänglich sein. Ich versuche, mir eine Alternative einfallen zu lassen. Wer könnte mir den nötigen Freiraum gewähren, den Zufluchtsort, den ich brauchte? Ich grüble – ohne große Überzeugung – über andere Möglichkeiten nach, die jedoch zu nichts führen. Ein schwieriger Fall. Ich scheitere, noch ehe ich begonnen habe. Ich richte mich nach den Traditionen und verachte mich gleichzeitig für meine Willfährigkeit. Doch mir fehlt verständlicherweise die nötige Zeit. Mir fehlt die Entschlossenheit. Ich gleite auf den seit Jahrhunderten vorgezeichneten Gleisen christlicher Praxis dahin. Die Maschinerie ist in Gang gesetzt, unmöglich, ihr jetzt noch Einhalt zu gebieten. Eines jedoch weiß ich mit absoluter Sicherheit: Ich werde es nicht zulassen, dass Claude unter die Erde gebracht wird, ohne dass alle sich eingefunden hätten, um ihm die letzte Ehre zu erweisen, ihm richtig Lebewohl zu sagen. Ich erinnere mich an die Beisetzung meines Großvaters, damals war ich zwanzig. Er war ohne Ansprache, ohne Andacht beerdigt worden, mit der Ausrede, dass er Kommunist gewesen war (was man vergessen hatte, mir mitzuteilen). Eine schmerzliche Erinnerung an eine misslungene Pflichterfüllung.

In Begleitung von G.s Frau treffe ich mich mit einem jungen Pfarrer, der – wie mir gesagt wurde – recht »aufgeschlossen« sein soll. Ich bin sehr zuversichtlich. Mir bleibt auch keine andere Wahl. T. ist mitgekommen. Während unseres Gesprächs malt er einen Baum in mein Notizbuch, einen Baum mit immer mehr, unendlich vielen Blättern (die allerdings auch Flammen sein könnten) und Spinnweben. Der Blick des Pfarrers behagt mir nicht, es liegt so ein merkwürdiges Funkeln darin. Ich mag die Art nicht, wie er Claudes Vornamen ausspricht. Ich mag seine dem Anlass entsprechende Demut nicht, seine in verdünnte Silben verwandelte Anteilnahme geht mir auf die Nerven. Er möchte mir weismachen, dass Claude noch immer unter uns weilt; in seinen Augen schimmert etwas, das mich an Claudes Präsenz ermahnen soll. Dabei sehe ich doch genau, dass Claude nicht mehr hier ist, wozu diese lächerliche Anstrengung? Ich habe den Pfarrer nicht darum gebeten, mir irgendwelche Märchen zu erzählen. Im Grunde genommen bitte ich ihn um gar nichts, ich kann nicht aus meiner Haut heraus, das ist alles. Ich erzähle von Claude und er macht sich Notizen. Das Einzige, was er für mich tun kann, ist, am Tag der Beisetzung wiederzugeben, was ich ihm mitgeteilt habe. Ich weiß nicht, ob er mich versteht, ob wir dieselbe Sprache sprechen. Ich sage ihm, dass Claude ein Spezialist für experimentelle Musik war, ich bestehe absichtlich auf dem Begriff »experimentell«. Ich betone, dass das einen Großteil seines Lebens ausgemacht hat (ich erwähne Begriffe wie House, Jungle, Techno, Trip-hop usw.), dass es nicht nur sein Beruf war. Ich erzähle auch, dass Claude in Algerien geboren wurde und eine enge Beziehung zum Mittelmeer gehabt hat. Der Pfarrer schreibt brav mit. Ich beschränke mich auf diese beiden Punkte, der Rest scheint mir unangebracht, unverständlich: seine ständigen Fragen ans Leben, die Depression, die Sinnsuche, die Claude den ganzen Winter über gequält hat. Und irgendwie ist es tragisch zu erleben, dass vierzig Jahre eines Lebens in nur wenigen Worten zusammengefasst werden können, denn das Ganze darf weder zu lang noch zu kompliziert sein.

Wir kommen auf das Problem der Musik während der Trauerfeier zu sprechen. Doch genau darauf würde ich gern verzichten. Meine erste spontane Idee war es gewesen, ein Stück von Iggy Pop oder Lou Reed zu spielen, eventuell auch Tindersticks oder – warum auch nicht? – einen Song von Dominique A. Doch dann habe ich es mir anders überlegt, ich hatte Angst, dass nicht jeder damit umgehen könnte. Man weiß, wozu Musik fähig ist. Ich will aber auf keinen Fall eine gefällige Musik, die allzu sentimental wäre. Also habe ich beschlossen, lieber ganz darauf zu verzichten. Ich dachte auch an den Schriftsteller Pascal Quingnard und seinen *Hass auf die Musik*. Keine Musik! Der Pfarrer versteht nicht. »Überlegen Sie es sich noch einmal, das wäre zu düster. Ich versichere Ihnen, es wäre unerträglich.« Als ob ich nicht längst über das Maß des Erträglichen hinaus wäre. Ich weiß nichts mehr. Ich gebe nach. Als Nächstes teilt uns der Pfarrer mit, dass es in der Kirche keinen CD-Player gibt, dass die Beschallung alles andere als ideal ist. Ich müsste eine Kassette aufnehmen, doch diese Aufgabe türmt sich vor mir auf wie ein hoher Berg. Mir ist nicht danach, auf die Schnelle eine Kassette zusammenzuschustern, das ständige Vor- und Zurückspulen ist mir zu kompliziert, das Ganze würde nicht gut werden. Mir ist nicht danach und fertig. Ich stelle mir die Feier mit schlechten musikalischen Übergängen vor, mit einem Song, der irgendwann anfängt, die Stimme von Iggy Pop in der Kirche oder die von Stuart Staple, völlig unpassend, und außerdem hasste Claude Kassetten sowieso. Der Pfarrer (der auf alles eine Antwort weiß) schlägt mir eine Lösung vor, eine Art Zauberrezept. Warum nicht die Kirchenorgel einsetzen? Warum die Dinge noch komplizierter machen, als sie ohnehin schon sind? Er kennt einen Organisten, der ebenfalls sehr »aufgeschlossen« ist. Ich schreibe Adresse und Telefonnummer in mein Notizbuch.

Ich muss den Toten noch bekleiden. Das Krankenhaus hat mich um Kleidungsstücke gebeten. Ich warte bis zur letzten Minute. Ich hatte es verdrängt. Eigentlich hatte ich es mir noch nicht richtig überlegt, hatte es vor mir hergeschoben. Da Sommer ist, werde ich mich wohl für Sommerkleidung entscheiden. Wäre es Winter, würde ich ihm einen Pullover anziehen. Doch für Claude wird nun ewig Sommer sein. Seine liebste Jahreszeit. Das Licht, das Mittelmeer, die Wärme, sein

Geburtsort, Algier, weißes Licht, seine Heimat. Rückkehr zum Sommer, Rückkehr zum Staub Afrikas. Ich muss seinen leblosen Körper einkleiden, wie ich den meines Kindes einkleiden würde. Ich muss etwas auswählen. Ihn zum ersten und zum letzten Mal ankleiden. Ich zögere. Diese Aufgabe nehme ich nicht auf die leichte Schulter. Es ist wichtig. Ich will, dass er etwas trägt, das ihm vertraut ist, Sachen, die er mochte und die ich mochte, Alltagsklamotten, in denen man arbeiten oder in die Stadt gehen würde. Ich will, dass diese Kleidungsstücke keine Barriere zwischen seinem Körper und der Welt der Lebenden darstellen. Ich will, dass sie normal sind, natürlich wirken. Ich bin mit G. in der alten Wohnung. Wir müssen die Kleidungsstücke ins Krankenhaus bringen. Ich muss mich entscheiden. Ich entscheide mich für eine Hose, die im Schrank hängt, eine leichte Baumwollhose, relativ weit geschnitten, die ihm gut stand und seinen Körper zur Geltung brachte, ohne seine Magerkeit zu unterstreichen. Ich lege auch ein Paar Sommerschuhe dazu, bei deren Kauf wir lange überlegt haben. (Sommerschuhe stellen für einen Mann immer ein Problem dar: die Alternative barfuß oder in Sandalen ist dürftig, und zudem gibt es keine schönen Sommerschuhe für Männer. Claude sagte immer: Entweder kommt man daher wie ein Pfaffe oder wie Baba Cool. Viele Männer tragen im Sommer geschlossene Halbschuhe und zudem noch Strümpfe. Ihre Zehen zeigen sie nicht gerne. Claude legte großen Wert auf Schuhe und fragte mich beim Schuhekaufen immer um Rat.) Beim Hemd schwanke ich zwischen dem schönen, granatroten Hemd (im Provence-Stil, aber doch dezent), das er aus Arles mitgebracht hatte, wo er einen Kurs über Geschichte des Rock abgehalten hatte, und dem, das ich ihm zu seinem einundvierzigsten Geburtstag am zweiten Juni geschenkt habe. Um ehrlich zu sein: wenn ich ihm das rote Hemd anziehe, kann ich es nicht behalten, was mich unglücklich machen würde. Bei dem grauen Hemd, das ich in den *Galeries Lafayette* erstanden habe, einem Hugo-Boss-Hemd, bin ich weniger sentimental. Damals hatte ich ihm unbedingt ein Markenhemd kaufen wollen, was eigentlich gar nicht unser Stil ist. Warum? Wahrscheinlich um doch ein paar Konzessionen an die

Konsumgesellschaft zu machen (nur ausnahmsweise, natürlich!), *ein Anzeichen für unser Älterwerden*, für unser Versinken im kleinbürgerlichen Mief. Ich weiß nicht, was Claude sich gedacht hat, als er es auspackte – er, der seit zwanzig Jahren *als Zeichen seiner Rebellion eine Sicherheitsnadel* trug. Als ich das Hemd kaufen wollte, geriet ich an eine Verkäuferin, die mich unbedingt davon zu überzeugen versuchte, mir eine COFINOGA, eine Kundenkarte der Galeries Lafayette, zuzulegen. Das würde mir einen Preisnachlass von zehn Prozent bescheren, aber zuerst musste ich in den dritten Stock fahren. Nach einer längeren Diskussion gab ich schließlich nach. Im Kundenbüro der COFINOGA musste ich am Schalter einer Hostess zuerst warten, Ausweispapiere und Bankauszüge vorzeigen, ein Formular ausfüllen und zu guter Letzt hätte ich dann noch jede Menge Auskünfte über mich und meine Familie geben müssen. Kochend vor Wut drehte ich mich wieder um und rauschte nach unten, um meine Tüte abzuholen und den vollen Preis zu bezahlen. Das Hugo-Boss-Hemd liegt in dem Korb mit der Schmutzwäsche. Wie ärgerlich! Fragend blicke ich

G. an. Das macht doch nichts. Also ziehe ich es heraus und untersuche es. Der Kragen ist nicht ganz sauber. Na und? Ratlos halte ich das Hemd in der Hand, ich weiß nicht, was ich damit machen soll. Ich stehe da wie der Ochs vorm Berg, weiß nicht weiter, frage mich, was in einem solchen Fall bloß zu tun ist. G. bittet mich um das Bügeleisen. Ich schaue ihm zu. Er steht da, mitten in der Küche, schweigend und konzentriert. Er bügelt Claudes Hemd und legt es dann sorgfältig zusammen, mit schönen, eleganten Bewegungen. Zu schade, dass Claude es nicht sieht. Danach zögere ich erneut: Muss ich auch Unterwäsche einpacken? Ich weiß, dass meine Frage dumm ist. Ich weiß, dass die Antwort völlig belanglos, geradezu lächerlich ist. Aber ich stelle die Frage trotzdem.

Zum ersten Mal wollten wir in ein Haus ziehen. Ein Haus mit mehreren Zimmern und vor allem einem Garten. Nur das obere Stockwerk ist ausgebaut: eine Küche, ein Wohnzimmer und zwei aneinander grenzende kleine Zimmer. Für den Sommer hatten wir größere Baumaßnahmen geplant, um das Parterre auszubauen und uns den Luxus eines Gästezimmers und eines großen Arbeitszimmers zu leisten, das Claude und ich uns teilen wollten. Die Kostenvoranschläge befinden sich in einem Umschlag, zusammen mit den Plänen, die ich mit eigener Hand gezeichnet hatte, ehe ich den Zug nach Paris bestieg. Ich hatte im Garten gesessen, an dem kleinen schmiedeeisernen Tisch, den wir am Sonntagmorgen auf dem Flohmarkt von Feyssine entdeckt hatten. Zuerst hatte ich die Grundflächen der Räume ausgemessen, die Zimmerhöhe, die Leibungen der Fenster und Türen. Mit den Treppen hatte ich Probleme, ich hatte sie verkehrt herum eingezeichnet. Ich hatte mich ganz allein mit dem Meterstab abgemüht, Claude war nämlich mit dem Katalog eines Baumarkts zu Gange gewesen. Vorhin habe ich den Zettel gefunden, auf dem er die Preise der einzelnen Küchenelemente zusammengezählt hatte. Er hatte auch die Maße eines großen Glasfensters notiert. Vor einer Woche hatten wir die Schlüssel bekommen und die Zeit gehabt, einen Teil der eingezogenen Zwischendecken im Parterre herunterzureißen. Wir hatten auch schon die meisten Kartons, die Spielsachen, Winterkleidung und Werkzeuge hergebracht. Das war der Stand der Dinge, das heißt, wir waren noch ganz am Anfang. Für den eigentlichen Umzug hatten wir geplant, bei einer Mietwagenfirma einen Kleinlaster auszuleihen, und drei unserer Freunde hatten versprochen, uns zu helfen.

Es ist der Morgen des Umzugs und alle sind gekommen. Freunde, die ursprünglich keine Zeit hatten, erschöpfte Freunde, Bekannte, die wir ewig nicht gesehen hatten, meine Eltern, mein Bruder. Es ist eine einzige und unerklärliche Energie, die transportiert, schwitzt, schiebt und hebt. Ein schweigendes Heer, von der Unausweichlichkeit der Schlacht angetrieben. Es kämpft gegen das Gewicht der Möbelstücke, um seine Wut auszudrücken, gemeinsam bewegt es sich, um den Tod zu bannen. Wir schleppen Möbel und Kisten und sind uns dabei so unglaublich nahe, es ist eine gemeinsame, perfekt improvisierte, mächtige und lebenswichtige Choreographie. Und ich mittendrin, eine Position, die mir nicht zusagt, ich bin wie benebelt und lasse mich mitreißen. Ich bin oben, ich bin unten, ich bin vorne und auch daneben, ich arrangiere und lenke, ohne jedoch den Ton anzugeben. Weil ich nichts weiß. Ich lasse mich leiten und leite meinerseits. Ich stimme zu, stelle in Zweifel. Ich weise jedem Gegenstand einen Platz zu. Ich sage: den Schrank hierhin, die Kochplatte – das entscheide ich später. Ich improvisiere, manchmal ganz selbstsicher. Und dennoch weiß ich nichts. Was nicht durch die Tür passt, wird durch das Fenster gebracht. Die Möbel scheinen zu fliegen. Zwei Mann oben und zwei unten, Seile von was weiß ich woher, Tische dienen als Hocker, Muskeln spannen sich – eine Kraft wie aus einer anderen Zeit. Und Blicke, die sich kreuzen, Zeichen, die sofort verstanden werden, eine Sache ohne Worte, die Tatkraft der Verzweiflung. Das Haus ist von der Dringlichkeit beseelt, etwas zu gestalten. Claudes Präsenz zum Ausdruck zu bringen, angesichts der Offenkundigkeit seiner Abwesenheit. Um dreizehn Uhr ist alles an seinem Platz. Der PC und die Stereoanlage sind angeschlossen, die elektrischen Haushaltsgeräte funktionieren. Traurig und leer lässt jeder sich auf einen Sessel fallen.

Ich lege ein langes Brett auf zwei Malerböcke im Garten. Die Hitze ist erdrückend. Auf diese lange Tafel stelle ich Chips, Wurst, Käse, das Brot, das ich am Morgen gekauft habe, und Bierdosen. Ein junger Mann mit Mofa liefert Pizzas an. Wir sitzen im Schatten des Kirschbaums, als hätten wir uns zu einem Picknick auf dem Lande eingefunden. Die anstrengende Arbeit hat uns stumpfsinnig gemacht, wir sitzen wie im Inneren einer großen Blase, außerhalb jeder Zeit. Zuerst hat jeder das Bedürfnis zu verschnaufen, doch irgendwann fallen die ersten Worte, kleine Grüppchen bilden sich. Einige kennen sich schon, andere lernen sich erst kennen. Alle unsere Freunde sind versammelt, das ist noch nie vorgekommen. Das hatten wir erst für September geplant gehabt, wenn ein Teil der Bauarbeiten erledigt gewesen wäre. Claude hatte gesagt: »Dann gibt es bei mir ein Riesengelage.« Ich erinnere mich genau, dass er »bei mir« gesagt hatte. Das hatte mich überrascht, es sah ihm gar nicht ähnlich. Wir gehen über Kies, nicht geerntete und auf den Boden gefallene Kirschen kleben an unseren Sohlen. Keine Sekunde sitze ich still, ich gehe mindestens zehnmal in die

Küche, um einen Flaschenöffner zu holen, ein Messer, oder um Kaffee zu machen. Die Treppenstufen strengen mich unglaublich an, jedes Mal wenn ich oben ankomme, klopft mir das Herz bis zum Hals, sämtliche Glieder tun mir weh. Dann weiß ich nicht mehr, weshalb ich überhaupt heraufgekommen bin. Ich blicke zum Fenster hinaus auf den Himmel, eine Zigarette in der Hand, und suche in den Wolken nach einem Muster, ich suche eine Silhouette. Auf der Suche nach Küchenpapier gehe ich in die Garage hinunter. In der Garage steht Claudes Motorrad, eine schwarze Suzuki *Savage* (die er an jenem Tag nicht genommen hatte), hier liegen das Lenkradschloss und seine Lederhandschuhe. Dann stehe ich wieder inmitten meiner Freunde. Ich bin ein Phantom, mein Platz ist nirgends. Ein Eindruck, dass sie ständig um mich sind und aufpassen, um mich nötigenfalls am Fallen zu hindern. Mit Schrecken fällt mir plötzlich unsere alte Garage ein (dreihundert Meter vom Haus entfernt), die ebenfalls leer geräumt werden muss. Doch ich habe den Schlüssel verloren, ich suche an allen Schlüsselanhängern, doch er ist und bleibt verschollen. Ich schaue in den dicken Umschlag, den man mir im Krankenhaus überreicht hatte. P. begleitet mich zur alten Garage. Schlüssel hin oder her – wir würden schon eine Lösung finden. Wir klingeln bei dem Nachbarn, der die Garage mit Claude teilte, und schildern ihm kurz unsere Lage. Er schließt uns die Garage auf, darin stehen unsere zwei Fahrräder und das von T. Hier stehen auch Ölkanister herum, die müssen wir wegbringen, ebenso wie die Wanne, die Claude für den Ölwechsel gebraucht hat; ich entdecke Putzlappen, alle möglichen Produkte, um die Kette einzufetten oder die Chromteile zu polieren. Wir nehmen jeder ein Fahrrad, doch der Anstieg ist schrecklich steil. Verbissen schieben wir die Räder, wir sprechen nicht mehr, die Hitze macht uns fertig. Die anderen sitzen noch immer im Garten, bewegen sich nicht, scheinen keine Absicht zu haben, aufzubrechen. Das ist gut. Jeder findet eine Ausrede, um noch zu bleiben. Ein Tag ohne Telefon. Das Telefon ist in der alten Wohnung geblieben, zusammen mit dem Anrufbeantworter. Ich fahre kurz vorbei, um die Nachrichten abzuhören. Hier muss noch geputzt werden, die Wohnung muss »besenrein«

übergeben werden. Die Übergabe ist für Montag vereinbart. Ich darf auch nicht vergessen, dass noch ein paar Kleinigkeiten repariert werden müssen, damit ich die Kaution zurückbekomme. Während der eine mit dem Scheuerlappen zu Gange ist, rührt der andere in einem Behälter Gips an. Wir sind noch nicht am Ende unserer Anstrengungen. Der Türgriff vom Klo muss repariert werden, ebenso das Rollo von einem der Schlafzimmer, das nicht mehr funktioniert. Der Eifer, mit dem jeder mit anpackt, verblüfft mich.

Heute ist der Tag, an dem ich den Organisten anrufen muss. Der Umzug ist vorbei, der Nachmittag neigt sich dem Ende. Jemand leiht mir sein Handy aus. Ich bin im Garten. Ich gehe ein Stück abseits, zu der großen Tanne an der Gartenmauer. Ich habe mich seelisch auf das Gespräch vorbereitet und mir die Sache mit der Musik nochmals durch den Kopf gehen lassen. Ich weiß, was ich sagen werde. Er hat meinen Anruf erwartet, der Pfarrer hat ihm Bescheid gesagt. Ich erzähle ihm von der letzten Platte, die wir zusammen angehört haben, Claude und ich, *Die Sieben Letzten*

Worte unseres Erlösers am Kreuze von Haydn, eine Platte, die ich in der Platten-Bibliothek ausgeliehen hatte. Ab und zu haben wir uns zu so etwas hinreißen lassen. Ich dachte mir, das würde sich für eine Kirche eignen. Die Stimme des Organisten klingt glatt. Bestimmt ist auch sein Gesicht glatt. Ich schlage vor, uns zu treffen, ich telefoniere nicht gern. Aber darauf legt er scheinbar keinen Wert, er kommt mit Ausflüchten. Er erklärt mir, was gegen *Die Sieben Letzten Worte unseres Erlösers am Kreuze* spricht, er ist davon nicht gerade begeistert. Er fragt mich, ob ich nicht vielleicht Bach vorziehe, ich antworte, nein, lieber nicht. Er schlägt mir vor, mir doch ein Stück anzuhören. Ich muss einen Moment lang warten, dann höre ich Orgeltöne. Daraus schließe ich, dass er sich an sein Instrument gesetzt hat. Überrumpelt wie ich bin, wage ich nicht zu protestieren. Er spielt mir mehrere Stücke von Bach vor, nennt sie mit Namen, Kantaten, Choräle, und fragt mich nach meiner Meinung. Ich habe keine, ich bin zu verdutzt. Ich schreite im Garten auf und ab, von der Tanne zum Ahornbaum, das Handy ans Ohr geklemmt. Ich höre Bach und sage jeweils, ob mir das Stück gefällt oder nicht. Ich sehe den Organisten vor seiner Partitur sitzen, in seiner sicherlich glühend heißen Wohnung, während er mechanisch Musikstücke reproduziert, die er wohl schon Dutzende von Malen unter denselben Umständen vorgespielt hat. Musik per Telefon. Ich werde wütend, bekomme Lust, ihn anzubrüllen, doch ich lege nicht auf. Erneut komme ich auf Haydn zu sprechen, ich habe ihm eine konkrete Frage gestellt, auf die ich gerne eine Antwort hätte. Er erklärt mir ein zweites Mal, warum er nicht für Haydn ist, angeblich hat er die Partituren verlegt. Er müsste zuerst nachschauen. Ich lege ihm nahe, dies bitte auf der Stelle zu tun. Ich kann später noch einmal anrufen, ich habe Geduld, ich kann mich auf die Knie werfen und die Arme vor der Brust kreuzen, ich kann alles machen. Darauf kommt es mir auch nicht mehr an. Um sich aus der Affäre zu ziehen, schlägt er mir César Franck vor, doch ganz spontan – keine Ahnung warum, ich habe César Franck noch nie gehört – entfährt mir ein kategorisches Nein. Meine Intuition sagt mir, dass Claude diesen César Franck hassen würde, davon bin ich überzeugt. Der Name allein ist entsetzlich, ich stelle mir einen pathetischen, hochtrabenden Klassiker vor. Ich bleibe bei meinem Nein. Der Organist gibt endlich nach. Er sagt, dass es doch besser sei, bei Bach zu bleiben, damit ginge man auf Nummer Sicher. Wir reden aneinander vorbei. Er versteift sich auf die Choräle. Ich fange wieder mit Haydn an, die Sache mit der verlegten Partitur erscheint mir suspekt. Soll ich ihm die Noten besorgen? Weder ja noch nein. Er behauptet plötzlich, es arrangieren zu können. Das Gespräch endet wie das Hornberger Schießen, ich zeige ein letztes Mal Interesse, als es um die Bezahlung geht. Er verlangt dreihundert Francs in bar, am Tag der Beisetzung zu übergeben. Ich habe viel zu lange telefoniert, ich weiß nicht mal mehr, wer mir das Handy ausgeliehen hat. Hoffentlich habe ich den monatlichen Freibetrag nicht haushoch überschritten.

Heute ist Sonntag. Es ist schon spät, als ich aufwache. Ich schaffe es einfach nicht aufzustehen. Jede halbe Stunde sehe ich auf den Wecker, vergrabe die Nase dann im Kissen und tauche irgendwann wieder auf. Wie soll ich bloß den Übergang von der liegenden in die stehende Position schaffen? Wie kommt es, dass es plötzlich doch möglich wird? Ich sitze in meinem Bett, in dem neuen Zimmer mit der vergilbten, orangefarbenen Tapete. Ich habe irgendetwas geträumt, doch keines der Bilder lässt sich greifen. Schnell entfliehe ich dem Traum, will gar nichts davon wissen. In meinem Kopf schwirrt ein Schwarm Schmetterlinge, ihre Flügelschläge trüben meinen Blick. Meine erste Nacht im neuen Haus: Ich habe neue Geräusche gehört, das Brummen von Autos, Vögel, Stimmen auf dem Trottoir, die Schranke des Gebäudes hinter uns, die jedes Mal mit einem ganz bestimmten Laut klackt, wenn ein Auto hinein- oder herausfährt. Claudes Tod wird für immer mit diesem leisen, aber deutlich hörbaren Klacken verbunden bleiben, das ich von nun an jeden Abend hören werde, jede Nacht, von meinem neuen Schlafzimmer aus. Doch nun muss ich mich aufrichten, die Füße auf den Boden stellen, die Fensterläden öffnen. Wie unendlich anstrengend, eine Dusche zu nehmen. In die Badewanne steigen, am Wasserhahn drehen, meinen Körper dem Wasserstrahl aussetzen. Sich der Nacht entledigen. Die Gedanken meines schutzlosen, zerbrechlichen, unbeholfenen, unnützen, nackten Körpers. Eines Körpers, der schon begonnen hat zu verschrumpeln, der Kummerfalten aufweist, einem Scheuerlappen gleicht. Statt eines Bauchs habe ich ein Loch im Leib. Ich bleibe in der Hocke sitzen, während das lauwarme Wasser über meinen Rücken rieselt. Ich gieße etwas *Monsavon* mit Vanilleduft in meine Handfläche, verreibe es auf den Schenkeln, auf der Schulter. Der Duft ist lächerlich. Vanilleduft – wozu um alles in der Welt? Eine meiner Freundinnen hat bei mir übernachtet. Sie sitzt bereits in der Küche und blättert in einer Zeitschrift. Ich bin froh, dass sie hier ist. Sie hat schon Kaffee gemacht. Ich erinnere mich, wie sehr ich den Duft frischen Kaffees genossen habe, früher. Doch das ist sehr weit weg. T. ist unten. Vögel haben unseren Garten in Beschlag genommen. Amseln, die als feste Pärchen leben, soweit ich weiß. Der ganze Kirschbaum zwitschert. Das Licht ist von einer seltenen Intensität, wie ein Irrtum.

Unten stehen noch Berge von Kartons. Ich muss auspacken, wegräumen, sortieren, was noch keinen Platz gefunden hat: Claudes Kleidung, seine Unterlagen, seine Schallplatten, seinen Synthesizer. Und den großen blauen Müllsack, den ich unbedingt irgendwo verstecken muss. Seine Jacken kommen in den Kleiderschrank, zu meinen Mänteln und Kleidern. Jeder eine Seite. Ich hänge seine Sachen auf Kleiderbügel und mache anschließend die Schranktür zu. Dann noch ein Dutzend Schuhe. Seine braunen Stiefel, vom Schlussverkauf in Dieppe, als wir Ferien im Pays de Caux machten, in der Normandie; seine Chelseas, aufgestöbert in der King's Road in London vor über fünfzehn Jahren; die Laufschuhe, die ich ihm zu Weihnachten geschenkt habe (mit dem Hintergedanken, dass Jogging ihm gegen seine Depression helfen würde …); seine schwarzen Plastiksandalen, die das Meer ihm eines Tages während eines Sturms im Golf von Porto auf Korsika geraubt und auf wundersame Weise zurückgegeben hatte; seine Wanderschuhe, an denen noch Matsch klebt. Ich staple seine Schuhe paarweise in denselben Schrank. Wieder schließe ich die Tür. Fast schon zu voll, der Schrank. Ich hänge all seine Hemden auf zwei Bügel, zerknittert, nicht zerknittert. Alle Hemden haben lange Ärmel; kurze Ärmel konnte Claude nicht ausstehen. (»Wer will schon wie ein Bankangestellter herumrennen?«) Die Pullis stellen ein Problem dar, wegen ihres Volumens und wegen der Motten. Die, die mir gefallen, werde ich im Schrank in meinem Zimmer aufbewahren, die anderen lasse ich im Karton. Und die Unterwäsche, was mache ich damit? Schublade oder nicht? Ich lasse alles im Karton. Ich will schnell machen, mich nicht lange damit aufhalten, ganz spontan entscheiden. Es sind meine Hände, die handeln, das bin nicht ich. Ich weiß, dass dieses Aufräumen nur eine Illusion ist, ein Versuch, seine Sachen meinem (unserem) Blick zu entziehen. Provisorisch. Und gleichzeitig hätte ich Lust, alles auszubreiten, mitten im Zimmer, denn eigentlich mag ich es nicht, Spuren auszulöschen und einfach alles in Schränken zu verstecken. Aber es würde sich nicht schicken, seine Lederhose – um nur ein Beispiel zu nennen – auf einem Sessel im Wohnzimmer herumliegen zu lassen, das wäre ernüchternd, eine eiskalte Dusche, hätte etwas

Obszönes. Doch was ist obszöner? Zeigen oder verstecken? Es könnte ein Kunstwerk sein, ich sehe es vor mir, ein Haufen Kleidungsstücke auf dem nackten Fußboden. Konzeptionell und morbide, wie es die moderne Kunst so oft ist.

Später werde ich die Kleidungsstücke noch ein paar Mal umräumen, weiles irgendwie nie »stimmt«. Ich werde sie nach unten schleppen, dann wieder nach oben. Es wird Monate dauern. Seinen Bademantel hänge ich zu unseren an die Badezimmertür. Dort ist er stets sichtbar. Ein Bademantel gehört schließlich nicht in einen Schrank. Der Rasierer, sein Haargel, sein Eau de Toilette finden ihren Platz in dem Metallkistchen, das ich unter den Waschtisch stelle. Vorläufig …

Es bleiben die unglaublich vielen Schallplatten und CDs, auf der einen Seite die CDs, auf der anderen die LPs; ich kann mich nicht dazu entschließen, ein Verzeichnis anzulegen. Ich rühre sie nicht an. Ich würde mich daran verbrennen. Sie bedeuten ein ganzes Leben. Rolling Stones, Velvet Underground, Joy Division, The Cure (*The Forest*,

Killing an Arab), Roxy Music, Massive Attack (nur ein einziges Mal im Transbordeur als Vorgruppe von P.-J. Harvey erlebt), Tom Waits, Jonathan Richman (*Ice Scream Man*, sang Claude lautstark durch die Wohnung), Underworld, Sex Pistols, Clash, Transglobal Underground (*Ali Mullah*, den wir im Auto hörten, wobei T. lauthals mitgrölte und so wild auf dem Rücksitz herumhüpfte, dass sein Sicherheitsgurt aufging), Einstürzende Neubauten (diesen deutschen Namen sprach Claude entsetzlich schlecht aus; ich, die ich Deutsch in der Schule gelernt hatte, korrigierte ihn jedes Mal, und das ging ihm unheimlich auf die Nerven), My Bloody Valentine, Hint (unvergesslicher Abend im Pez Ner), Talking Heads (endlos gehört in unserer allerersten Wohnung in Miribel), The Bollocks Brothers, Art Zoyd … Ich kann mich kaum noch bremsen, am liebsten würde ich die ganze Liste herunterrasseln, sie immer und immer wieder nennen, präzisieren, erklären, wie jedes Musikstück einen bestimmten Moment unseres Lebens wachruft, Erinnerungen an Konzerte, an Feten, aufregende Abende, an so manchen Sonntagmorgen, an das Gezanke, wenn wir nicht auf dieselben

Musiker standen (was häufig der Fall war), die Iggy-Pop-Imitationen in der Küche, die Diskussionen über David Bowie (»Der Mistkerl, sieht immer noch gut aus«), die Bewegungen seiner Lippen, wenn er vor sich hin summte … Doch ich wühle lieber nicht in den Kartons herum. Ich kann sie nicht allein herumschieben, sie sind zu schwer. Ich bräuchte Hilfe. Im Moment aber lieber nicht. Die Schallplatten und CDs stehen da, wo sie stehen, ganz gut. Ein Jahr später werde ich noch keine einzige angehört haben. Einmal, in einem Supermarkt, höre ich die Stimme von Alain Bashung, ein anderes Mal beim Friseur *Yesterday* von den Beatles, und das reicht mir, um zu begreifen, dass ich dazu noch nicht in der Lage bin.

Um halb elf Uhr an diesem Morgen schaltet France Telecom die Leitung frei. Ich kann wieder anrufen, man kann mich erreichen. Anrufen, das bedeutet im Moment vor allem, die Nummer der Versicherung zu wählen, der Sozialarbeiterin, des Notars, der Bank, bei der wir erst neulich wegen des Kaufs dieses Hauses einen Darlehensvertrag unterzeichnet haben. Die Nummer des Leichenschauhauses. Wir können »den Leichnam« bis siebzehn Uhr sehen. Meine Eltern kommen mich abholen, wir fahren gemeinsam hin. Es ist ein Gebäude hinter dem Krankenhaus, man hat den Eindruck, in ein Kellerverlies hinabzusteigen. Schwingflügeltüren, abblätternde Farben an der Wand, ein breiter, schlecht beleuchteter Korridor, der irgendwann nach rechts führt, Rollwagen, auf denen Bettwäsche aufgetürmt ist. Ein Mann schickt uns in den Warteraum. Man könnte fast glauben, er hätte getrunken, was ich ihm sogar wünsche. Wir setzen uns auf Plastikstühle, es gibt auch einen kleinen Tisch mit ein paar Zeitschriften. Hinter den Fenstern (wir sind im Erdgeschoss) reihen sich Mülltonnen aneinander. In dem Neonlicht sehen unsere Gesichter gespenstisch aus. Wir befinden uns außerhalb der Realität. Gestrandet in einem unbekannten Land, einem No-man's-Land, wo niemand sich je hinwagt. Wir wagen nicht, uns anzusehen. Meine Eltern und zwei Freundinnen sind bei mir. Fünf in diesem viel zu großen Raum, groß wie ein Klassenzimmer. Jedes Räuspern hallt wider, jedes Scharren von Füßen wird von den gekachelten Wänden zurückgeworfen. Wir warten, voller Angst vor dem, was kommt. Versteinert sitzen wir da, starr und einfältig. Wir verharren in einem undurchdringlichen Schweigen. Dem Schweigen von vor dem Leben, vor dem Sprechen, vor dem Denken. Die Hoffnung, irgendwann aus diesem Traum zu erwachen. Wir werden doch bestimmt aufwachen, oder? Wir haben uns doch bisher so gut benommen, haben unsere Rollen vorbildlich gespielt. Sagt uns, dass es vorbei ist. Aus dem Bauch der Korridore kommt ein Geräusch – eine Tür, die heftig aufgestoßen wird, der Boden vibriert, eine zweite Tür wird geöffnet, das Näherkommen zieht sich endlos hin, es dauert Stunden, wie ein Trommelwirbel, dann ein deplatziertes Quietschen (»Das müsste aber dringend mal geölt werden«, hätte Claude gesagt und sich die Ohren zugehalten), ein Zuschlagen, das Quietschen von Reifen, die man zu einer Richtungsänderung zwingt. Meine Freundin und ich schauen uns an und denken dasselbe. Ich glaube sogar, dass jemand es laut ausgesprochen hat, so grotesk ist das Ganze: »In einem schlechten Horrorfilm hätte man an dieser Stelle gelacht.« Wir ahnen, dass hinter der Tür der Rollwagen zum Stehen gebracht wurde, Schritte kommen näher, und wie im Theater taucht plötzlich der Mann auf, den wir vorhin getroffen haben, Unheil verkündend und linkisch, er fragt, ob wir uns die Mühe machen wollen. Uns die Mühe machen – was für ein merkwürdiger Ausdruck. Meine Eltern machen sich als Erste die Mühe. Gemeinsam erheben sie sich und verschwinden hinter der Tür. Man hört alles, ihren Atem, ihre Schritte auf dem Boden, ihr Zögern. Wir starren auf die Mülltonnen vor dem Fenster, wissen nicht, wo wir hinschauen sollen, und spüren deutlich, dass wir einen einzigartigen, unaussprechlichen, nicht übertragbaren Augenblick erleben. Wir werden uns für immer und ewig daran erinnern, zwischen uns wird etwas ganz Besonderes bleiben, wir werden niemals darüber sprechen, doch es wird uns unser ganzes Leben lang begleiten. Und dennoch ist das, was wir heute erleben, nur die simple Banalität des Todes, mit der Menschen jeden Tag und in jeder Ecke unseres Planeten in Berührung kommen. Was uns so unglaublich und irreal erscheint, ist in Wirklichkeit nur die schreckliche Seite unseres Daseins, der verborgene Teil (*The dark side of the moon* sangen Pink Floyd), und wir sind heute schonungslos damit konfrontiert. Gleich werde ich den Tod berühren können, mit eigenen Augen sehen, wie sich ein Mensch in einen Leichnam verwandelt hat. Was in dem dazwischen liegenden Moment passiert ist, wird für immer ein Geheimnis bleiben. Irgendwann kommt der Augenblick, in dem ich an der Reihe bin. Ich gehe auf die Tür zu, die sich wieder geschlossen hat. Ich betrete einen kleineren Raum mit vier nackten Wänden, bar jedes Mobiliars. Da liegt er, ausgestreckt, mit seinem grauen Hemd. Wie hatte ich mich nur für diese Farbe entscheiden können? Ich weiß nicht, wohin gehen, nach links oder nach rechts? Ich improvisiere. Dann bin ich ihm ganz nah. Meine Hände sind wie gelähmt, ich weiß nicht, wie ich ihn anfassen soll. Es sind die Haare, die ich zuerst berühre. Sie sind trocken und zu lang, nach hinten gekämmt. Wer ist bloß auf diese Idee gekommen? Das Gesicht ist mit einem kompakten Puder überzogen. Kein Mensch käme auf die Idee, dass er schläft, wie man es manchmal hört. Er schläft nicht, nein, auf keinen Fall. Seine Wimpern sind lang, schwarz und weich. Er wurde rasiert, wahrscheinlich mit bester Absicht. Aber wo ist sein Dreitagebart? Vor mir liegt ein Gesicht, dessen Ausdruck ich nicht kenne. Zwanzig Jahre habe ich mit diesem Mann zusammengelebt, und nun dieser mir völlig fremde Gesichtsausdruck. Wer da vor mir liegt, das ist nicht er – er ist woanders, schon weg, entflohen. Ich begreife plötzlich, was »Leiche« heißt. Ich gehe um die Liege herum. Ich hebe das Tuch ein Stück an, ich möchte seine Hände sehen. Doch ich verharre mitten in der Bewegung. So etwas tut man nicht. Es würde mir auch nicht helfen, ihn wieder zu finden, ihn wieder zu erkennen. Ich habe genug gesehen. Nun weiß ich es. Dass es endgültig ist.

Anschließend gehen wir in das Café gegenüber dem Krankenhaus, wir überqueren eine breite, glühend heiße Straße. Der Teer klebt an den Sohlen. Die Bedienung ist gut gelaunt. Ein Lied von Eddy Mitchell im Radio und Urlaubsstimmung in der Luft.

Ich denke an die Trauerfeier. Ich möchte das Wort ergreifen. Ich will zu den Anwesenden sprechen.

Das muss ich tun, ich muss es vor Zeugen aussprechen, wie mein Leben mit ihm war. Ich muss es vor der Familie, seinen Eltern, meinen Eltern, vor unserem Sohn sagen, ich muss sagen, dass unser Leben glücklich war. Ich bin doch die Einzige, die das weiß; würde ich verschwinden, plötzlich überschnappen oder über Nacht das Gedächtnis verlieren, wer wüsste dann davon? Es scheint lächerlich, erst dann von Glück zu sprechen, wenn dieses Glück nicht mehr da ist, es erscheint lächerlich, seine Realität erst im Nachhinein zu akzeptieren. Jetzt weiß ich, dass ich glücklich war. Davon wird mir fast schwindelig. Ich war ängstlich und besorgt, aber glücklich. Warum ist einem so etwas nicht klar? Warum weiß man es nicht richtig zu schätzen? Man denkt ständig, der nächste Tag würde besser werden, notgedrungen, man wartet auf etwas anderes, verlangt mehr, findet die Gegenwart kläglich, verglichen mit dem, was noch kommen könnte. Man wartet andauernd. Wartet darauf, in ein neues Haus zu ziehen, ein größeres Haus mit einem Garten, wartet auf die Ferien, wartet auf ein zweites Kind, wartet darauf, ein Buch zu veröffentlichen, darauf, erfolgreich zu sein, man wartet darauf, endlich mehr Geld zu haben, um weniger arbeiten zu müssen, man wartet darauf, frei zu sein. Man hat seine Augen auf die Zukunft geheftet, sieht nicht über die Linie des Horizonts hinaus. Man hofft, endlich ruhiger zu werden, gelassener zu sein, man hofft auf morgen. Doch vor lauter Warten tritt man den jeweiligen Alltag mit Füßen, erlebt ihn als Provisorium, richtet sich nicht häuslich darin ein, nimmt ihn nicht wirklich in Besitz. Man bewegt sich zwischen zwei Stühlen, geht auf die vierzig zu, steht noch an der Startlinie und blickt schon zurück. Man will nicht wahrhaben, dass man glücklich ist. Man ist abergläubisch. Also stellt man sich blind, ist geistesabwesend, nörgelt und kritisiert für alle Fälle, beklagt sich, ist selbstgefällig, sieht nur das, was nicht hundertprozentig perfekt ist, macht aus einer Mücke einen Elefanten, verdirbt sich den Spaß am Leben, ärgert sich über nichts. Wegen eines Strafzettels macht man ein Riesentheater, ein geplatzter Reifen wird zu einem Drama, und wenn einem der Braten anbrennt, versinkt man in eine mittlere Depression. Oder die steigenden Benzinpreise, einfach unfassbar. Oder der Krieg in

Afrika, Bosnien, Tschetschenien. Man hat keinen inneren Halt, keine Chance. Zumindest glaubt man es. Doch im tiefsten Inneren, in irgendeinem versteckten Winkel seines Herzens, fühlt man sich wohlig und satt. Heute, wo mir nichts mehr bleibt, weiß ich das, und ich kann endlich sagen, wie schön es war.

Ich möchte das Wort ergreifen. Die Trauerfeier. Ich darf mir diese Gelegenheit nicht entgehen lassen. Keinen Fehler machen. Ich beginne in mein Notizbuch zu schreiben. Ich setze immer wieder neu an, notiere mir Dutzende von Satzanfängen. Doch irgendwie sind es nicht die Worte, die ich suche, in keinem Fall. Ich sitze am Abend auf meinem Bett und kaue auf Sätzen herum. Die Nachttischlampe brennt. T. schläft neben mir. Es sind nicht die Worte, die sich verweigern, es ist schlimmer. Ich würde die Dinge gern ausdrücken, ohne auf die Sprache zurückgreifen zu müssen, ohne in Worten Zuflucht suchen zu müssen, die mir zum ersten Mal in meinem Leben keinen Halt geben. Mir fällt kein passender Satz ein. Ich muss am Anfang beginnen, obwohl das Ende schon da ist.

Das Ende unserer Geschichte, und schon muss ich sie – mit Worten – wieder neu erfinden. Ich will sprechen, Zeugen benennen. Doch im Grunde genommen ist nur *er* es, an den ich mich wenden will, er, mit dem ich seit mehreren Tagen nicht mehr gesprochen habe, ihm muss ich Dinge sagen, ganz konkrete Dinge. Ich muss ihm zum Beispiel sagen, dass ich ihm ein Buch mitgebracht habe, ein Buch mit dem Titel *Nico*. Ich habe ein Exemplar für ihn mitgebracht. Was mache ich jetzt damit? Ich behalte es. Du kannst es für dich behalten. Um halb neun Uhr bin ich aus dem Zug gestiegen, mit dem Buch für ihn, und er hat nicht auf mich gewartet. Da hatte er fast schon alles Blut verloren. Mit solchen Fakten versuche ich Sätze zu bilden. Ich möchte sagen, dass er nicht auf mich gewartet hat, du hast nicht auf mich gewartet, wem oder was bist du entgegengegangen? Und während du im OP gelegen hast, saß ich im Zug, ganz entspannt, munter und fidel, mit meinem Buch für dich in der Tasche. Ich saß die ganze Fahrt über im Speisewagen, weil ich einen früheren TGV genommen hatte, für den ich keine Reservierung hatte, um schneller zu Hause zu sein. Ich signierte die ersten Ausgaben meines Romans *Nico*, zweihundert Besprechungsexemplare, ich war in Aktion, ganz in mein Tun vertieft, mit meinem Füllfederhalter, schrieb mit schwarzer Tinte meinen Namen auf die ersten Seiten, und legte Ersatzpatronen bereit. Ein schöner Tag, freundliche Worte, Blicke voller Sympathie, und wenig später habe ich den Pont des Arts am Morgen unter einer schon heißen Sonne überquert. Ein Tag, an dem ich existierte, weil mein Buch existierte, es würde über zweihundertmal per Post verschickt werden. Das Lächeln kam mir leicht über die Lippen, ich lächelte einfach so, ich lächelte. Und ausgerechnet dieser Tag war dein letzter Tag: Du hast ihn ohne mich erlebt, und ich habe die ganze Zeit über gelächelt. Dir blieben noch sechs Stunden zu leben, und ich dachte nicht an dich, dir blieben noch fünf Stunden, ich suchte nach Eingebungen für meine Widmungen, dir blieben noch vier Stunden, ich fuhr an der Seine entlang, in Richtung des Bahnhofs Gare de Lyon, dir blieben noch drei Stunden, ich plauderte im Speisewagen mit einem Mann, der mich mit der Frau eines Bekannten verwechselt hatte. Ich bekam kein Zeichen, nichts, absolut nichts. Der Unfall ereignete sich gegen sechzehn Uhr dreißig, das habe ich schon erwähnt, und nichts, keinerlei Zeichen, während ich im Verlag saß; ich trank einen Kaffee, und da war nichts – kein Schmetterling, der ins Zimmer geflogen wäre, keine Uhr, die stehen blieb, keine Wolke, die in diesem Moment die Sonne verdunkelt hätte. Du stirbst, fünfhundert Kilometer von mir entfernt, und ich tue, als ob nichts wäre, trinke meinen Kaffee, mache kluge Sprüche und freue mich meines Lebens. Du verlierst die Kontrolle über das Motorrad, nur fünf Minuten von zu Hause entfernt, du fliegst durch die Luft, drei Minuten von der Schule weg. Auf dem Boulevard des Belges bricht das Chaos aus, alles geht drunter und drüber, der ganze Verkehr kommt zum Erliegen, Blaulicht und Gehupe. Es gibt einen Engpass, einen Verkehrsstau. Etwas Entsetzliches geschieht auf dem Boulevard des Belges, etwas Irreversibles. Kein Mensch weiß, wie es passieren konnte, niemand trägt die Schuld. Es ist allein deine Sache, du bist der Einzige, der es weiß, doch du wirst nicht sprechen.

Ich versuche einen Text auszuarbeiten. Doch es geht nicht um das Schreiben. Ich schreibe zwei Worte, streiche sie dann wieder durch. Ich habe eine falsche Richtung eingeschlagen. Die Trauerfeier, die Kirche. In diesem Wirrwarr das Wort ergreifen. In ein Mikrophon sprechen, vor vertrauten Gesichtern, vor all den Menschen, die man liebt. Ich trage eine große Verantwortung. Ich darf nichts Konventionelles, Falsches, Deplatziertes sagen. Ich muss mich der Geschichte unserer Liebe gewachsen zeigen und auch dem Schmerz. Den jedoch will ich nicht zum Ausdruck bringen, ich muss lernen, ganz einfach zu schreiben, so einfach wie möglich. Es muss nichts Gefälliges sein, nichts Außergewöhnliches, ich will ohne Schnörkel, ohne Ehrgeiz schreiben. Nichts Literarisches. Keine geschliffenen Sätze. Ich muss den richtigen Ton treffen, sagen können: Ja, so ist es. Bei dieser Tatsache, dieser unumstößlichen Gewissheit ankommen. So ist es, genau so. Sein Leben und sein Tod, so war es, in zehn Zeilen zusammengefasst. Doch es gelingt mir nicht. Ich fange wieder von vorne an, und es wird langsam Tag. Die Matratze neben mir quietscht leise. Im Zimmer sind Mücken, die immer wieder über mich herfallen. Ich will ohne metaphorischen Schnickschnack schreiben, Wörter wie »Weg«, »Schicksal«, »verlassen«, »Jenseits« oder »Frieden« vermeiden. Ich hasse Metaphern und die allgemein gültigen Parolen. Ich hasse die Lückenfüller zwischen den einzelnen Wörtern. Ich hasse Wörter mit verstecktem Hintersinn, die alles und nichts besagen. Am liebsten würde ich ins Mikrophon sagen: »Ich bin total am Ende, schaut her, vor euch steht jemand, der auch gestorben ist, doch das sieht man mir nicht an. Ich spreche zu euch, das ist beruhigend, doch es gibt mich nicht mehr. Claude ist tot und liegt im Sarg, ihn seht ihr auch nicht. Und ihr, was seid ihr? Tot oder lebendig?« Die Worte bereiten mir Probleme. Ich hasse sie plötzlich. Sie widerstehen mir, entziehen sich mir und lassen mich verwundet zurück. Zum Teufel mit ihnen! Sollen sie mir doch gestohlen bleiben mit ihrem Klang, ihrer Eleganz. Ich habe Angst.

Die Trauerfeier wird morgen um zehn Uhr stattfinden. Die Schlinge zieht sich zu. Sein Tod ist schon eine Woche her. Dazwischen lag das Wochenende, dann Montag, Dienstag, der Kulminationspunkt. Bis morgen muss ich noch durchhalten. Ich habe das Gefühl, dass es danach nichts mehr geben wird. Es wäre schön, wenn es morgen regnete und meine Haare nass würden. Ich möchte nicht vorzeigbar aussehen, sondern mit den Füßen in einer Pfütze stehen, in Kleidern, die am Körper kleben. Ich muss noch einmal in die Kirche, für eine letzte Besprechung, eine Art Generalprobe. Der Pfarrer empfängt uns, zwei meiner Freundinnen und mich. Wir müssen den Ablauf der Trauerfeier festlegen (wir sitzen in der Falle; sind gezwungen, uns zu fügen): Wer wird was sagen, in welcher Reihenfolge, wann die Musik? Wir einigen uns sozusagen, handeln den Zeitrahmen der Ansprachen und den Inhalt der einzelnen Beiträge aus. Man tut nicht einfach, wonach einem ist, und man sagt auch nicht einfach, wonach einem gerade ist. Schließlich sind wir hier im Haus Gottes und nicht etwa bei uns zu Hause. Das wird uns schnell klar. Danach gehen wir gemeinsam in den Altarraum. Es ist das erste Mal, dass ich meinen Fuß in diese Kirche setze. Schön ist sie nicht. Der Pfarrer besteht darauf, dass ich das Mikrophon ausprobiere. Brav erklimme ich die zwei Stufen, stelle mich ans Mikrophon und tue, was man mir sagt: »Eins-zwei, eins-zwei, oh-oh.« Ich sage auch »Ah-ah«, um die Akustik zu testen, ich träume nicht, es ist tatsächlich meine Stimme, die durch die Kirche hallt. Es bin tatsächlich ich, die dieses Theater aufführt, die hier mitmacht. Ich liege nicht kraftlos und verzweifelt im Dunkel meines Zimmers, ich stehe hier und hauche »oh-oh« in ein Mikrophon. Der Pfarrer, als gewissenhafter Profi, fragt mich, wo ich den Sarg haben möchte, im Altarraum oder vorne im Mittelgang? Er stellt auch Fragen, die ich nicht auf Anhieb verstehe. Dann mache ich ein zerknirschtes Gesicht und sage: »Wie Sie wollen. Was praktischer ist. Es ist mir egal.« Den Sarg im Altarraum aufzustellen, erklärt er mir, wäre etwas problematisch für die Segnung, wegen der Stufen, die man hinauf- und hinuntergehen müsse. Ich habe keine Ahnung, wovon er spricht. Segnung? Welche Segnung? Ich denke an Claude, sage mir, dass es noch möglich ist, dem Ganzen Einhalt zu gebieten und den Pfarrer, die Kirche, die Segnung, das Mikrophon und die Orgel zum Teufel zu jagen. Claude hätte ohnehin kein Verständnis für diesen ganzen Zirkus, er würde annehmen, ich hätte einen Schlag auf den Kopf bekommen. Bilder von *Breaking the Waves* kommen mir in den Sinn, Bess alias Emily Watson, wie sie in Shorts und mit Netzstrümpfen in die Kirche stürmt, aus Liebe zu ihrem sterbenden Ehemann. Ich fühle mich Bess sehr nahe, habe Lust, mich auch aus der Kirche werfen zu lassen, ich will auch eine unerwünschte Person sein. Doch im Gegensatz zu ihr ist *mein* Mann schon tot, kein Opfer und keine Handlung würde ihn jemals wieder zum Leben erwecken. Also schlucke ich alles brav und lasse mich wie eine Idiotin (oder: wie ein Lamm Gottes) behandeln. Als die allgemeine Besprechung zu Ende ist, will der Pfarrer uns noch einer Gebetsgruppe vorstellen, die sich zufällig heute zu einem kleinen Umtrunk zusammengefunden hat. Er lädt uns dazu ein, mich und meine zwei Freundinnen. Hinter einer halb geöffneten Tür hören wir Stimmen, und uns packt das Entsetzen. Meine beiden Freundinnen geben mir verzweifelte Zeichen, und wir fliehen.

Wir müssen noch einkaufen gehen für morgen. Ich werde vorschlagen, dass wir nach der Trauerfeier alle gemeinsam ins neue Haus gehen. Es gibt nichts, was ich schlimmer finde als den so genannten »Leichenschmaus« nach einer Beerdigung – allein schon bei diesem Wort bekomme ich eine Gänsehaut. Doch ein Treffen zu Hause, das ist etwas anderes, ich möchte diesen Moment erleben, ich möchte etwas Leben im Haus und im Garten haben. Deshalb gehe ich mit meiner Freundin C. zu Monoprix. Wir parken im unterirdischen Parkhaus und nehmen den Aufzug. Ich stecke ein Zehn-Francs-Stück in einen Einkaufswagen. Wir gehen durch die langen Gänge, schauen uns ratlos an, wissen nicht, was wir nehmen sollen. Abwechselnd zögert eine von uns, streckt schüchtern einen Arm aus, sucht den Blick der anderen. Cocktailwürstchen? Chips? Wie viele Päckchen? Blätterteigpasteten, was meinst du? Die mit Pistazien? Käse, natürlich, Emmentaler, Ziegenkäse. Wir nehmen große Mengen. Achten auch auf Sonderangebote. Wir sagen uns zwar, dass es völlig unwichtig ist, wollen aber dennoch nicht irgendwas kaufen. Obst, Kaffee, Joghurts. Die Spannung steigt bei jeder neuen Frage, verzweifelt klammern wir uns an die Absurdität unserer Situation. Wir befinden uns in einer Situation, die wir nicht fassen können. In Sommerkleidern spazieren wir am hellen Nachmittag durch die Gänge des Monoprix, müssen einen Einkaufswagen füllen und können uns nicht entscheiden. Wir sind dazu gezwungen, hier zu sein, arbeiten uns Seite an Seite weiter, doch dann, auf einmal, können wir nicht mehr und kauern am Boden, können nicht mehr vor Lachen. Wir schämen uns, weil wir lachen, starren uns verblüfft an, voller Scham und durch dieses grässliche Gefühl miteinander verbunden. Wir schaffen es nicht mehr aufzustehen, würden uns am liebsten mitten im Gang auf dem Boden ausstrecken und stundenlang vor Lachen brüllen. Meine Freundin und ich, wir beide wissen ganz genau, dass Claude hier bei uns ist, dass er uns sieht, uns bei unserem Einkauf begleitet, wir sind nicht verrückt. Er lacht mit uns, er hat das Groteske und das Unvermeidliche begriffen. Es ist eine Aufführung nur für ihn, eine Szene, die nur für ihn gedreht wird. Zwei von Schmerz überwältigte Frauen mit einem Einkaufswagen, der viel zu groß für sie ist, die sich noch auf ihren gesunden Menschenverstand, ihren guten Geschmack verlassen, die sich bemühen, sich möglichst gut zu benehmen, wie gute Hausfrauen, die sie niemals waren, und die mitten in diesem riesigen Geschäft durchdrehen. Zwei Frauen, die abgedriftet sind in die Vierte Dimension. Sie denken an ihn, nur an ihn, der das Einkaufen hasste, und stellen sich nun zum ersten Mal ernsthaft die Frage: Was mag er? Was würde er gerne essen? Worüber würde er sich freuen? Er mag Melonen und Feigen. Er mag Mangos und Weißwürste (die man zu dieser Jahreszeit allerdings nicht isst). Wir packen etliche Six-Packs Heineken ein, bis der Boden des Einkaufswagens damit bedeckt ist. Wir laden ein und ein. Als der Wagen endlich voll ist, fahren wir mit ihm zur Kasse. So viel wie heute habe ich noch nie eingekauft.

Eine Frage steht im Raum. Sie konnte nicht ausbleiben. Eine Frage, die man sich stellt, wenn es zu spät ist. Wer war dieser Mann, der mich nun für immer verlassen hat? Habe ich jemals versucht, ihn wirklich zu begreifen? Und wenn ich ihn begriffen hätte, hätte ich den Unfall dann verhindern können? Ich habe ihn nicht verhindern können. Was nützt es, jemanden zwanzig Jahre lang zu lieben, wenn man nicht in der Lage ist, so etwas zu verhindern? Die Liebe mag ja eine nette Sache sein, doch ganz offensichtlich kann sie einen vor nichts schützen. Doch das bedeutet auch, dass sie nichts Großartiges ist, die Liebe: Sie bewahrt einen nicht vor dem Tod. Ich habe das Gefühl, eine Entdeckung gemacht zu haben. Genau, ich entdecke diese unbegreifliche, schmutzige Tatsache. Wer war er wirklich, dieser Mann, der wie ein Wahnsinniger beschleunigt hat, so unbeherrscht, dass es ihn das Leben gekostet hat? Welche Gewalt muss in ihm geschlummert haben, in diesem Mann mit dem sanften Blick, der auf Lederblousons der Marke Perfecto stand. Der Mann mit dem Zippo-Feuerzeug, den Benson & Hedges, den widerspenstigen Locken, der Mann mit dem Motorrad. Der Mann mit der schweren Kindheit; der Mann, der nein sagt, oder gar nichts sagt, seine Verweigerung lebt. Alles, nur nicht so sein wie die anderen, nur das nicht. Niemals den Bus nehmen, nie im Leben, in keine vorgeschriebene

Form passen. Niemals FRANCE INTER hören, die morgendliche Presseschau, nein, diese Idioten, und auch auf keinen Fall Souchon, Balavoine oder Goldman hören. Der Mann mit dem Lächeln im Mundwinkel, ein Meister der Ironie. Ständig in der zweiten Reihe, versteckt hinter einer Fassade der Gelassenheit. Ist er auch in der zweiten Reihe gestorben? Ich begreife diesen Tod einfach nicht. Er war jemand, dem die Muttersöhnchen mit ihren stets perfekt gebügelten Hemden auf den Geist gingen, ihn nervten die Geländewagenfahrer (»Känguru-Fänger!«), die aufgetakelten, blondgefärbten Tussis mit ihren Schoßhündchen, die schönen Frauen mit bierbauchigen Männern (»Mensch! Wie haben sie das bloß geschafft?«); er war ein erklärter Gegner von Hängebäuchen im Allgemeinen, von Verfall und Erschlaffen. Der Mann ohne Illusionen, ernüchtert, der seinen Kindheitsträumen nachtrauerte. Sich eingestehen zu müssen, dass aus ihm niemals ein großer Musiker werden würde, dass er nicht einmal anständig Gitarre spielen kann, »unfähig« war, überhaupt Noten lesen zu lernen. Es sich eingestehen, ohne dagegen anzukämpfen. Einsehen, dass man kein

Held ist. Dieser Gewissheit ins Auge schauen, auf der Schwelle zur zweiten Lebenshälfte, um die vierzig. Unmöglich, sich in sein Schicksal zu fügen. Das verschlägt einem den Atem, ein Knoten zieht sich zu, die Krawatte, die zu tragen man sich stets geweigert hat, die Adoleszenz, die nie vorübergegangen ist. Klassisch. Deshalb nähert man sich dem Abgrund, um die Dichte der Leere abzuschätzen, man hat Angst zu fallen, Angst für immer abzustürzen. Man rollt sich in sich zusammen, um den Abgrund zu vergessen, vergräbt den Kopf unter dem Kissen, schließt die Augen, stopft sich Ohropax in die Ohren. Man erträgt den Lärm der Welt nicht mehr, das Knirschen, Quietschen, Seufzen. Und trotz allem jammert man nicht, nie, außer im äußersten Notfall, wenn man an dem Punkt angelangt ist, an dem man nicht mehr Auto fahren, essen oder arbeiten kann. Erst dann kann man nicht mehr anders, als die Aufmerksamkeit auf sich lenken. Dabei scheut man sie, flieht vor den Blicken der Mitmenschen. Solange man dazu in der Lage ist, heuchelt und verheimlicht man, oder man entzieht sich, verschmilzt mit der Tapete an der Wand, verschwindet ganz, löst sich auf.

Am Montagabend kommen Claudes Eltern an, ein Cousin hat sie in einem großen Wagen mit dem Nummernschild des Départements Hérault hergefahren. Sie wissen nicht, wo ich wohne. Wir vereinbaren einen Treffpunkt: im Stadtviertel Croix-Rousse, auf dem großen Platz neben dem Crédit Agricole. Der große schwarze Wagen fährt in die Einfahrt. Wir gehen in die Küche, besichtigen das Haus, setzen uns an den großen Tisch und essen etwas. Oder auch nichts, je nachdem. Die Reisetaschen stehen mitten im Raum, sie werden nach und nach zur Seite geschoben, weggeräumt. Die Kleidungsstücke für die Trauerfeier hängen auf Bügeln, untadelig. Sie sind Phantome, die man fein säuberlich aufhängen muss, weil sie nicht zerknittert werden dürfen. Nachdem das Geschirr gespült ist, setzen wir uns ins Wohnzimmer. Mitten im Chaos reden wir weiter. Claude, das Motorrad meines Bruders, das Krankenhaus. Auf alle Fragen (bis auf eine) weiß ich die Antwort. Die Frage, die für alle Zeiten unbeantwortet bleiben wird, lautet: »Wie hat er das fertig gebracht? Wie um alles in der Welt hat er das gemacht?« Er hat Gas gegeben und dann? Was ist passiert zwischen dem Anfahren und dem Sturz? War es dieser Grund oder jener? Wurde er vielleicht von einer Wespe gestochen, wurde ihm plötzlich unwohl, war das Motorrad zu leistungsfähig und er hat die Beschleunigung unterschätzt? War eine Ölspur auf der Fahrbahn, ist eine Katze über die Straße gelaufen, hat ihn die Sonne geblendet, war es ein technischer Defekt, ein Spiel mit der Gefahr, einer tödlichen Gefahr? Kann sein. Wir kreisen ständig um dieselbe Frage, nach wie vor ratlos. Ein perfekter Kreis, in den wir nicht einzudringen vermögen. Nach dem mir inzwischen zur Gewohnheit gewordenen Ritual von Tabletten, Gelatinekapseln und Tropfen, eingenommen mit einem Glas Wasser, legen wir uns schlafen. Seine Eltern schlafen in meinem Zimmer, am Ende des Ganges. Claudes Cousin im Zimmer von T. (mein Sohn übernachtet heute bei meinen Eltern). Und ich im Wohnzimmer. Betttücher, Kopfkissen, Verrücken von Möbelstücken, Verlängerungskabel für die Nachttischlampen. Der Wecker wird auf Punkt sieben Uhr gestellt. Ich schließe die Fensterläden; der Himmel will sich noch immer nicht verdunkeln. Es sind die längsten Tage des Jahres.

Als alle schlafen gegangen sind, gehe ich barfuß durch das Haus, setze mich an den Küchentisch und sehe noch einmal die Post von heute durch. Meine Zigaretten liegen neben mir, ich habe heute fast bis zum Ersticken geraucht. Ich öffne die Umschläge, falte die Briefbögen mit den schwarzen Rändern auseinander, die mir von Claude erzählen und aus denen Bestürzung, Trauer und Betroffenheit spricht. Ich berausche mich an jedem einzelnen Wort, das vor meinen Augen verschwimmt, ich versuche, den versteckten Sinn zu ergründen. Ich klammere mich an die nackten Worte, wie an ein rettendes Floß. Ich lasse sie auf der Zunge zergehen, kaue sie wieder durch, wringe sie aus, malträtiere und beschuldige sie. Ich deformiere sie, werfe sie durcheinander; ich heilige sie, wenn sie liebevoll klingen; verachte sie, wenn sie nur seelenlose Buchstaben sind. Diese Worte sind alles, was mir noch bleibt, eine Flut von Worten Tag für Tag in meinem Briefkasten, Worte, die mir von Claude erzählen, mir Dinge anvertrauen, die mir bisweilen neu sind, die mit anderen erlebte Momente schildern, Gefühle, die lange vergraben blieben, vergessene Erinnerungen. Ein

Fortsetzungsroman, der kein Ende zu nehmen scheint, eine brennende Spirale, die sich so schnell dreht, dass mir fast schwindelig wird. Was mich am meisten erstaunt, ist mein Name auf jedem einzelnen der Umschläge, nur mein Name, nicht auch seiner, mein Name und manchmal der von T., nebeneinander geschrieben auf eine Art, die mir noch unvertraut ist. Es sind diese beiden Namen, die bleiben, untrennbare Einheiten, die miteinander verbunden sind und das wacklige Duo ankündigen, aus dem unser Leben von nun an besteht. Ich muss meinen Namen erst wieder in Besitz nehmen, meinen amputierten Namen, der ein leeres Schneckengehäuse zu bezeichnen scheint. Mein Name ganz klein geschrieben, vereinsamt, der Name eines jungen Mädchens ohne Liebesgeschichte, einer Anfängerin, ein geschrumpfter, im Stich gelassener Name. Ich warte nur auf den Tag, an dem mein Name, in blauer Tinte geschrieben, auf einem Briefumschlag stehen wird, mit dem Wort Witwe davor. Eine Kennzeichnung, ein unauslöschlicher Stempel, mein Judenstern. Es steht mir auf die Stirn geschrieben, Witwe, mit blauer Tinte geschrieben. Ich bin wütend, überquere die Fahrbahn mit diesem Brief in der Hand. Wer wird es wagen, mir anzukündigen, dass ich Witwe bin?

Ich muss morgen in der Kirche sprechen. Was werde ich ihnen sagen? Dass du weich gekochte Frühstückseier mochtest, die Bilder von Jean Rustin, die Strände Korsikas? Dass du die Milch aus der Flasche getrunken hast, direkt aus dem Kühlschrank? Was werde ich ihnen enthüllen, was sie nicht schon wissen? Ich muss im Imperfekt sprechen, und allein das schon widert mich an. Wird meine Stimme dich erreichen? Du hast es nie gemocht, dass man über dich spricht, dass man sich für dich interessiert. Du mochtest es nicht, wenn sich die Blicke auf dich richteten, du bist lieber dicht an den Hauswänden entlanggeschlichen. Der Mann, der sich stets im Hintergrund hielt. Der Mann mit dem unaufdringlichen Charme, der Mann mit dem Flüstern. Was werde ich ihnen sagen? Dass du deine Hosen auf dem nackten Fußboden gebügelt hast? Dass du in Restaurants am liebsten Steak Tatar bestellt hast? Dass du nie deine Bankauszüge kontrolliert hast? Imperfekt der

Wirklichkeitsform. T. wird in ein paar Monaten im Unterricht das Imperfekt durchnehmen. Am Abend, während er über den Hausaufgaben sitzt, wird er vor sich hin sagen: »Ich sang, du sangest, er sang.« Um ihm zu helfen, werde ich sagen: »Gestern sang ich.« Ich werde nicht sagen: »Früher sang er.« Er summte vor sich hin, eine Zigarette im Mundwinkel. Manchmal habe ich geglaubt, er hätte etwas zu mir gesagt. »Hast du was gesagt?« – »Nein, ich habe nur vor mich hingesungen.« Was wäre, wenn ich gar nichts sagen würde? Wenn ich einfach nur vor dem Mikrophon stehen und schweigen würde? Wenn wir uns einen Augenblick des Schweigens gönnen würden? Unser gemeinsames Schweigen, würdest du es hören? Es wäre intensiver als alle Worte dieser Welt zusammen, der Luxus des Schweigens, damit könnten wir dich vielleicht erreichen.

Der Wecker hat geklingelt. Wir ziehen uns an, jeder sucht seine Sachen zusammen. Während die einen im Bad sind, frühstücken die anderen. Kaffee, noch ein Kaffee, Brot, Marmelade. Kurze Sätze fallen. Es ist ein Sommertag. Das Fenster der

Küche steht offen. Überall im Haus Stimmen. Die Kulturbeutel wandern von einer Hand in die nächste. Immer fehlt etwas, eine Creme, eine Zahnbürste. Ich höre das Brummen des elektrischen Rasierers hinter der Badezimmertür, ich räume den Tisch ab, stelle die Tassen und Teller ins Spülbecken. Die Butter kommt in den Kühlschrank, die Milch ebenfalls. Solche Tätigkeiten kann ich noch ausführen, ich finde einen Grund für jede Geste. Die Männer gehen in der zu kleinen Küche auf und ab, wissen nicht, wohin mit sich. Sie führen ihre Gespräche fort, der Cousin erzählt von einer Paella-Fete, die er diesen Sommer bei sich machen wird. Es wird eine Riesen-Paella für viele, viele Gäste geben. Haarklein schildert er das Rezept der Paella mit Meeresfrüchten, seiner Lieblings-Paella. Die Zeit verfliegt, wir werden noch zu spät kommen. Ich mache eine Runde durch das Haus, überprüfe, ob alle Lichter aus und alle Fenster geschlossen sind. Wir gehen die Treppe hinunter. Wir fahren über den Außenring, in Richtung des Krankenhauses Édouard-Herriot. Ich fahre mit meinem eigenen Auto, Claudes Eltern sind hinter mir. Wir treffen uns um halb neun Uhr in der Leichenhalle. Fast alle Familienmitglieder und ein paar Freunde sind schon da. Meine Eltern und T. treffen ein. Zusammen warten wir zuerst in einem Raum, dann im Freien auf einem kleinen Hof. Irgendwo in der Nähe sind Bauarbeiten im Gange, wir können uns kaum verständigen. Wir müssen sehr laut reden oder uns ins Ohr brüllen. Gleich werde ich Claude zum allerletzten Mal sehen. Er liegt in einem kleinen Raum, in dem Sarg, den ich vor wenigen Tagen für ihn ausgesucht habe. Ich warte, bis alle bei ihm waren, gehe dann als Letzte hinein und halte T. an der Hand. Dann gibt es nur noch eines, was zählt, das Bild, das T. für seinen Vater gemalt hat. Er hat Windmühlen gemalt in Orangetönen, wunderschöne Windmühlen, die eine unglaubliche Kraft ausstrahlen. Man kann das Rauschen des Windes in den Flügeln geradezu hören. Claude wird seine Windmühlen mit sich nehmen. Wenig später betreten zwei Angestellte des Bestattungsunternehmens den Raum und fragen, ob sie ihre Arbeit verrichten können. Sie wollen die zehn Kappen, von denen im Kostenvoranschlag die Rede war, auf dem Sargdeckel anschrauben.

Schrauben Sie nur, meine Herren, ich wusste von Anfang an, dass ein Deckel vorgesehen ist; tun Sie so, als wäre ich nicht da, und im Übrigen habe ich ja schon gesagt – ich bin gar nicht da. Wieder draußen, zieht sich alles in die Länge. Es gibt Probleme mit dem Trauerzug, mit den Autos, der Fahrstrecke. Der Pfarrer wird schon warten.

Es erweist sich als unmöglich, in unmittelbarer Nähe der Kirche einen Parkplatz zu finden, überall stehen schon Autos. Ich suche nicht lange, der Bürgersteig muss mir reichen. Was macht es schon, wenn ich am Tag deiner Beerdigung einen Strafzettel bekomme? Ich muss an einen Satz denken, den meine Großmutter vor langer, langer Zeit einmal gesagt hat: »Dieses Jahr hatte ich kein Glück. Zuerst ist mein Mann gestorben, und dann habe ich mir auch noch den Arm gebrochen.« Ein Satz, den ich damals unmöglich fand. Ich hingegen könnte vielleicht sagen: »Heute hatte ich kein Glück. Zuerst musste ich meinen Mann beerdigen und dann bekam ich auch noch einen Strafzettel.« Vielleicht würden sie mich sogar abschleppen, dann wäre das Bild noch düsterer. Ich muss daran denken, wie Claude sich darüber amüsieren würde. Das sähe ihm sehr ähnlich. Also stelle ich mein Auto unverfroren auf den Bürgersteig, eigens für Claude, damit er stolz auf mich wäre. Ich nehme T. an der Hand und betrete die Kirche, die schon brechend voll ist. Ich habe das Gefühl, man habe nur auf uns gewartet. Wir machen die ersten Schritte den Mittelgang entlang, doch irgendwie überkommt mich ein ungutes Gefühl. Nein, das geht nicht, das sieht nach Heiraten aus – dieser Gedanke schießt mir plötzlich durch den Kopf. Ich bleibe abrupt stehen. Dann machen wir hastig kehrt und gehen durch einen Seitengang nach vorne. Ich setze mich in die vorderste Reihe, neben meinen Vater. T. setzt sich in eine andere Reihe, zwischen seine Tante und seine Cousine. Die Trauerfeier kann beginnen. Von da an bekomme ich nicht mehr viel mit; ich weiß weder, was vor sich geht, noch in welcher Reihenfolge oder was genau gesagt wird. Gleich am Anfang gehe ich ans Mikrophon und lese die wenigen Sätze vor, die ich so mühsam zu Papier gebracht habe. Seit der Minute von Claudes Tod war all meine Energie nur auf diesen einen Moment gerichtet gewesen.

Das wird mir in dem Augenblick klar, als ich das Wort ergreife. Ich bin jetzt ganz von Claude durchdrungen, stehe nur dank seiner Kraft aufrecht da. Ich wehre mich in einem letzten verzweifelten Aufflackern von Leben, wie ein Huhn, dem man soeben den Kopf abgeschnitten hat, das aber immer noch herumläuft. Nach meiner kurzen Ansprache kehre ich wieder auf meinen Platz zurück und spüre Wut in mir aufsteigen. Ohnmächtig wohne ich dem Schauspiel bei, einem Schauspiel, das der Pfarrer lieblos durchführt, und bin doch unfähig, ihm das Wort zu entziehen, das ich ihm erteilt habe. Mir wird klar, dass ich einen Fehler gemacht habe, der Pfarrer führt seine erbärmliche Routine ohne Zögern durch. Ich beherrsche mich, halte mich zurück. Es ist mir peinlich, Claude diese Demütigung zuzufügen. Und als der Organist an die Reihe kommt, wird alles noch schlimmer. Banale Übergänge, mickrige Töne und viel Pomp. Ganz offensichtlich hat er seine Partituren nicht gefunden, hat sich vermutlich nicht einmal die Mühe gemacht. Das ist kein Haydn, sondern das übliche Zeug, das er jede Woche serviert. Warum nur habe ich auf Iggy Pop verzichtet?

Warum habe ich mich nicht getraut, von der festgesetzten Ordnung abzuweichen? Anschließend wird den Freunden das Wort erteilt. P. liest, wie von ihm geplant, ein Stück aus der Apokalypse nach dem Heiligen Johannes vor. Doch als E. an die Reihe kommen sollte, lässt ihn der Pfarrer gar nicht anfangen, sondern stellt sich selbst ans Mikrophon und fährt mit seiner faden Litanei fort. Im Kirchenraum kommt Unruhe auf, aus den Sitzreihen der Freunde kommen Seufzer des Protests. Ich höre sogar ein ganz leises »Mistkerl!«, das jedoch rasch wieder verebbt. Der Pfarrer spricht hastig weiter und weiter, dann noch einmal Orgelmusik. Meine Fingernägel graben sich in die Sitzbank vor mir, ich spüre Wut in mir aufsteigen und sage mir, dass ich den Mut aufbringen müsste, zum Sarg zu gehen und ganz laut zu brüllen: »Stopp! Jetzt ist Schluss!« Ich sehe diese Szene förmlich vor mir, ganz deutlich. Ich stelle mir vor, wie ich »Stopp!« brülle und damit einen mittleren Aufstand in der Kirche verursache. Schluss mit diesem Theater, dieser erbärmlichen Inszenierung! Schluss mit dieser jämmerlichen Aufführung! Schluss mit dem Pfarrer, dem Blabla, der

Musik, Schluss mit dem Tod! Aber es ist natürlich völlig ausgeschlossen, dass ich den Leuten ein solches Schauspiel biete. Diesen Zorn in mir, den muss ich im Zaume halten, ich werde ihn so lange wie möglich unterdrücken, denn an dem Tag, an dem er ausbrechen wird – wer weiß, was er dann auslösen könnte, welche Lawine er in Gang setzen würde. Also schotte ich mich ab, wohl wissend, dass dieser Zorn sich verwandeln wird, dass aus ihm eines Tages vielleicht eine gewaltige Kraft erwachsen wird, und das wird auch nötig sein.

Es ist zu Ende. Ich gehe auf den Sarg zu. Der Pfarrer reicht mir den Weihwasserwedel, doch ich sehe mich außer Stande, diesen Wedel über Claudes Leichnam zu schwenken. Ich halte ihn hinter den Rücken, lege einige Roggenähren auf den Sarg (die wir letzten Sommer auf einem Feld in der Haute-Loire gepflückt haben) und drücke den Weihwasserwedel der Person hinter mir in die Hand. Anstelle des silbernen Kreuzes, das ich vom Bestattungsinstitut entfernen ließ, hat G. ein sehr schönes Christusbild aus dem achtzehnten Jahrhundert auf dem Sargdeckel angebracht, ein in braunen Erdtönen gehaltenes Bild. Meine Freundin C. beginnt im Altarraum damit, Bukette und Gestecke aufzubinden, um jedem eine Blume in die Hand drücken zu können. Sie muss schnell machen, die Leute stehen schon Schlange. C. löst die Gebinde auf, wie im Wahn und doch im vollen Bewusstsein ihres Tuns. Das haben wir gemeinsam beschlossen, oder besser gesagt, gemeinsam improvisiert. Die Gebinde aufmachen, jede Blume unabhängig und einzig machen. Jedem eine Blume überreichen, teilen. Sie kauert auf dem Steinboden, macht ausholende und nervöse Bewegungen, sie weiß, dass es nicht bei allen Anklang findet, dass die Gestecke zerstört werden. Wir tauschen einen kurzen Blick aus, fühlen uns wie im Monoprix, genauso verloren. Ein Freund von uns geht zu ihr, um ihr zu helfen, und es wird wie zu einem kleinen Unternehmen, einem gut gehenden Geschäft, es läuft ganz mechanisch ab – die Blumen voneinander trennen, auseinander zupfen. Ich muss den Weg zum Ausgang anführen. Ich gehe durch einen Gang, die Menschenschlange muss mir folgen. Ich gehe rasch, stürme dem Tageslicht förmlich entgegen, beseelt von dem

Drang, mich in Sicherheit zu bringen. Doch dann kommt ein Moment der Verwirrung. Alle haben die Kirche nunmehr verlassen und stehen am Fuß der Treppe. Der Sarg kommt näher, getragen von meinem Vater, meinem Bruder und vier Freunden von Claude. Nun komme ich beim Schreiben ins Stolpern. Claudes Körper auf den Schultern meines Vaters. Die Gesichter der Männer, die tragen, ertragen, auf deren Schultern das Gewicht eines zerstörten Lebens lastet. Sechs Männer, die gemeinsam vorwärts gehen, mit zögernden und doch energischen Schritten. Als wollten sie den Toten seinem Schicksal entreißen, ihn noch bei sich behalten. Sie tragen den toten Körper, wie man ein Kind trägt, bündeln ihre Kräfte, dabei ist es inzwischen zu spät, um seine Liebe noch ausdrücken zu können. Alles was uns geblieben ist, ist es, seinen Körper zu tragen, ihn zu begleiten, ihn noch die wenigen Augenblicke zu beschützen, vor seinem unabwendbaren Verschwinden.

Ich stehe auf der kleinen Grünanlage. Trotz der Menschenmenge fühle ich mich plötzlich allein, verlassen unter diesem verhangenen Junihimmel.

Ich umarme und werde umarmt. F. drückt mich ganz fest an sich. An diese Umarmung werde ich mich zeitlebens erinnern. Nichts hemmt meine Gesten, ich habe nichts mehr zu verlieren, manchmal werfe ich mich den Menschen, die mich zu trösten versuchen, förmlich an den Hals. Ich gehe von einem Grüppchen zum nächsten, mache auch die ausfindig, die warten, die zögern, die sich auf dem gegenüberliegenden Bürgersteig im Hintergrund halten. Meine Augen sehen alles, verstehen alles, registrieren, entdecken. Ich befinde mich in einem Zustand absoluter Klarheit. Ich spreche, ich lächle, ich bedanke mich. Ich weiß, dass ich genau beobachtet werde, dieses eine Mal noch, und kann es kaum erwarten, diesen fragenden Blicken zu entkommen, die nicht die kleinste Träne in meinem Gesicht entdecken können. Doch ich bin jenseits aller Tränen, an einer unbekannten Küste, von der man vielleicht niemals wiederkehrt. Ich bin auf meiner eigenen Insel, abgetrennt von der Welt. Unmöglich für die anderen, mich zu erreichen. Ich bin ein prähistorisches Reptil, von einem dicken Panzer geschützt. Ich lebe außerhalb der Zeit, bin ein Meteorit, der sich von seinem Planeten gelöst hat und nun ziellos durch den Weltraum schießt. Ich umarme euch und meine Arme berühren euch. Aus meinem Mund kommen Worte, die weder geheuchelt noch zögernd sind. Ich kann lesen, was in euren Gesichtern geschrieben steht. Ich kann es erraten, wenn ich eure Lippen anschaue, ich weiß alles über euch. Was gäbe ich nicht dafür, an eurem Platz zu sein – das könnt ihr euch nicht vorstellen. Ich weiß, dass ihr, indem ihr mich berührt, in Wirklichkeit Claude berührt, er ist es, den ihr ein letztes Mal betrachtet. Ich weiß, dass er an meine Stelle getreten, unter meine Jacke geschlüpft ist. Ich stehe doppelt vor euch. Ich gehe auf seinen Beinen, und seine Haare sind anstelle meiner Haare, ich spüre seinen Bart auf meinen Wangen. Ich bin eine Besessene. Was mache ich mit all meiner Liebe zu ihm? Was mache ich damit? Soll ich sie ins Bücherregal stellen?

Ich bin ein altes, keuchendes Tier, dem der Atem ausgeht, dessen Kräfte versiegen. Ich steige in meinen Wagen, für die letzte Fahrt. Türen werden zugeschlagen. Wieder ein kurzer Moment der Verwirrung. Wer fährt mit wem? Ich gebe Gas und alle geben Gas. Ich weiß nicht, wo der Sarg ist, vor mir oder hinter mir? Ich weiß nicht, wo T. ist, wer ihn mitnimmt. Ich weiß nur, dass wir drei nie wieder zusammen im Auto sitzen werden.

Die Gittertüren des alten Friedhofs stehen weit offen. Der Trauerzug hat sich in der Nähe des Eingangs aufgestellt, auf einem der vielen Friedhofswege. Die Grube ist nur wenige Meter entfernt. Ich kann nichts verhindern. Der Tote, die Grube, Claude, der Sarg, die Erde – eine hässliche Erde voller Kieselsteine. Das hölzerne Kreuz, ein schmaler Bezugspunkt mit einer provisorischen Tafel, auf dem der Name und die Zahlen 1958–1999 stehen. Es sind nur Zahlen, unwiderrufliche Zahlen, alles schon eingraviert. Alles, worum es im Moment geht, ist es, den Toten in die Grube zu senken, mehr nicht. Der Sarg an den Seilen schwankt, wie bei jeder Beerdigung. Er stößt sachte an die Wände der Grube, etwas Erde bröckelt ab. Er ist schwer, es dauert, doch so muss es sein. Ich kauere mich an den Rand des Abgrunds, schaue genau hin, damit ich mir später ganz sicher sein kann. Lange kauere ich so auf dem Boden, bis der Holzsarg mit Erde bedeckt wird und ich von der anderen Seite des Friedhofs den Bagger mit seinem aufdringlichen Klappern höre. Am liebsten würde ich mich nie mehr erheben. Eine Glocke schlägt Mittag. Niemand rührt sich. Doch der Friedhof wird bestimmt bald geschlossen. Sie werden uns vor die Tür setzen, uns alle – außer Claude, der sich an keine Vorschriften mehr zu halten braucht. Wir stehen da, dicht aneinander gedrängt, eine kompakte Masse. Ich bin mir nicht sicher, was wir da soeben erlebt haben. Ich glaube es nicht wirklich. Man erträgt das alles nur, weil man es nicht wirklich glaubt. Innerlich sage ich mir ein ums andere Mal, dass es »nicht wahr ist«. Ich verbeiße mich in diesem »Es ist nicht wahr« und »Es ist nicht möglich«. Im Herz der Verdrängung. Ich habe soeben das tragischste Erlebnis meines ganzen Lebens hinter mich gebracht, doch zum Glück ist es gar nicht wahr. Bald werde ich aus diesem Albtraum erwachen. Er wird zurückkehren, er wird wieder da sein. Er wartet sicher schon zu Hause auf mich. Das stelle ich mir in den ersten Tagen immer vor, wenn ich zur Tür hereinkomme. Ich bin fest davon überzeugt, dass er da sein wird und die Fensterläden schon geöffnet hat. Das mit den Fensterläden wird zu einem richtigen Tick, ich will, dass sie klappern. Oder ich höre sein Motorrad auf unseren Stellplatz fahren, und dann lausche ich, denn ich bin mir sicher, dass es nur *er* sein kann. Den ganzen Tag höre ich das Heranfahren seines Motorrads. Doch irgendwann höre ich es nicht mehr. Immer wenn ich den Schlüssel ins Haustürschloss stecke, rechne ich damit, dass etwas passiert. Ich drehe den Schlüssel und habe Angst vor dem, was mich hinter der Tür erwartet. Oder oben an der Treppe. Ich steige die Stufen in dem leeren Haus hinauf. Ich brauche eine Stunde, bis ich oben ankomme.

Manche der Trauergäste müssen wieder zur Arbeit, andere fahren los, weil sie einen weiten Weg vor sich haben; wieder andere haben noch den ganzen Nachmittag Zeit. Wir gehen zum Portal des Friedhofs hinaus. Ohne ihn. Wir gehen zu mir, um noch ein paar Stunden zusammen zu sein. Nun gibt es *sein* Zuhause und *mein* Zuhause. Jeder für sich. Wir stellen ein paar kalte Platten auf den

Tapeziertisch im Garten, wie am Tag des Umzugs. Dort sitzen wir im Schatten des Kirschbaums alle zusammen. Die beiden Familien, die engsten Freunde, ein kleines Mädchen im Kinderwagen, auch einige schon etwas ältere Kinder. Ich gehe von einem Stuhl zum nächsten, erhebe mich wieder, weiß nicht, wohin mit mir. Ich kann meinen Platz nicht finden. Ich bin umgeben von all den Menschen, die ich liebe, und doch fühle ich mich nicht wohl. Ich weiß, dass irgendwann alle gehen werden, vielleicht erst spät, vielleicht auch erst morgen. T. ruft aus dem Küchenfenster, dass meine Freundin C. einen Kirschkuchen gebacken hat. Jeder wird in sein Leben zurückkehren. Jeder wird lieben. Jeder wird das weiterführen, was er begonnen hat.